ne change pas.

M. D.

YANN ANDRÊA

M. D.

LES ÉDITIONS DE MINUIT

7, rue Bernard-Palissy — 75006 Paris

ISBN 2-7073-0656-8

Le 5 août 1982 on est à Trouville dans cet appartement au bord de la mer. On regarde les enfants aller à la plage, descendre l'escalier vert. Vous regardez les enfants sans jamais vous lasser, vous êtes émerveillée par la splendeur des corps, la blondeur de la peau, vous dites : Ça va grandir, ça va disparaître, on voudrait retenir cette beauté.

Le 14 août on sort, on marche. On marche sur l'allée de planches le long de la mer. On s'arrête très souvent, on s'assied sur les bancs.

La mer est calme, on la regarde. On repart.

On quitte l'étendue ensoleillée par la rue de Londres. On entre dans une chapelle minuscule et là on se repose encore. Des prières sont dites pour les marins, quelques cierges brûlent autour de la Vierge bleue. Au mur, des plaques de marbre sur la pierre grise. Un bouquet de fleurs ordinaires est posé sur le maître-autel.

On revient vers les Roches Noires, la distance à parcourir paraît immense. On s'arrête tous les dix mètres. Autour de nous les villas ouvertes de l'été. Vous vous tenez à mon bras, on avance.

On arrive épuisés. Je vous donne un verre de vin. Peu à peu votre respiration redevient régulière.

Le 16 août on reste enfermés aux Roches Noires. Les volets blancs laissent filtrer la lumière. Vous me dictez une page. Aujourd'hui vous abandonnez tout, aujourd'hui vous écrivez. C'est toujours brutal. Quand cela arrive, je le sais : l'écriture se produit devant moi. Vous dites à voix haute les mots. Immédiatement je tape. Quelques secondes séparent les mots entre eux. C'est écrit.

Nous sommes seuls. Autour de nous la rumeur de la mer, les cris des enfants, la chaleur égale.

J'attends le mot, j'entends votre voix et puis ça s'inscrit sur la feuille. Je ne comprends pas, j'entends seulement le son de la voix. Je suis dans la peur de vous arrêter, la peur de vous faire répéter, de perdre le mot. L'effroi de prendre un mot pour un autre survient et aussi celui de ne pas vous suivre. Vous oubliez aussitôt ce que vous venez de dicter, vous êtes toujours dans ce qui suit.

Vous êtes absente. Je vous connais depuis toujours, je reconnais ce regard qui ne regarde rien en apparence, cette fixité et le mouvement qui fait apparaître le mot. Plus rien n'existe que la phrase qui se fait et celle qui va venir. Nous sommes devant la table ovale, séparés.

La page se termine, et puis le silence est de nouveau dans la pièce éclairée.

La peur brusquement.

Vous dites : Allons voir la mer. Nous sortons sur le balcon. Les grandes citernes du Havre sont parfaitement visibles, les pétroliers attendent, immobiles, pour entrer dans le port d'Antifer, les enfants se baignent. Vous dites : La comédie de l'été a lieu chaque année, inévitable, les enfants sont dans un même bonheur.

On revient vers la table. Le texte avance, la peur est provisoirement écartée. La bouteille de vin se vide. Vous relisez les trois pages tapées, vous dites : Je ne sais pas ce que ça vaut.

Je fume une cigarette, je vous regarde longuement. L'émerveillement grandit. Je ne réponds pas. Vous regardez ailleurs. Vous laissez les pages, vous oubliez.

Vous dormez mal. Déjà vous vous réveillez plusieurs fois par nuit, déjà vous buvez la nuit, ça vous aide à dormir pendant une heure. Après, il faut recommencer. Le témesta n'est plus suffisant.

De vos allées et venues dans la chambre je n'entends rien. Je dors, abruti par les somnifères et le vin rouge. Le matin, l'eau glacée et l'aspirine me réveillent. Je me promets de ne rien boire seulement pendant un jour entier. Cela n'arrive jamais. Vous, vous n'essayez même pas. Dès le réveil vous prenez un verre de vin, ensuite un café noir, et ensuite un autre verre de vin.

Les journées commencent vers une heure de l'après-midi. Avec le vin les tremblements du corps diminuent.

Nous reprenons le texte. Vous commencez à corriger. La table se couvre de feuilles numérotées, l'encre rouge apparaît.

Depuis le 30 août 1980 nous buvons. Depuis le premier regard quand la porte s'est ouverte, depuis le sourire, depuis le premier baiser. Depuis que nous existons. Jusque tard dans la nuit nous buvons, un même bordeaux moyen, médiocre, peu nous importe. Les doses augmentent toujours et de plus en plus rapidement. Et aussi les baisers répétés au bord de la plage où nous n'allons pas. Le commencement du monde avec l'été, le changement brutal du regard, la voix différente de la nuit, avec vous, je suis avec vous parti, je vais là où vous allez.

Marcher seule, sans appui, est devenu une épreuve trop grande. Depuis deux mois vous marchez de plus en plus difficilement, vous vous tenez aux meubles, à moi. Les effets de l'alcool deviennent visibles, effrayants.

Vous ne voulez plus quitter les Roches Noires. Je veux rentrer à Paris, je veux arrêter la précipitation vers la mort. Impossible de vous décider à partir, vous dites : Avant tout, je dois terminer ce texte.

La peur.

Le texte atteint dix pages. Vous trouvez un titre : Une odeur d'héliotrope et de cédrat.

C'est le 3 septembre, on boit du champagne, le mot héliotrope nous enchante. On répète : Odeur d'héliotrope, odeur de cédrat. Vous acceptez de partir demain. Jusqu'à deux heures du matin on boit. On relit, on est dans le bonheur.

Vous regardez longuement la mer, le spectacle immuable qui vous étonne toujours. Vous dites : Je ne reviendrai plus jamais ici.

On quitte les Roches Noires. Nous laissons le hall, le sable, les enfants. Vous dites : Quelle beauté, même en été.

Entre les deux sièges de la voiture je mets une bouteille de vin débouchée. Vous dites : J'ai trop peur, vous devez conduire, moi c'est fini. Je prends le volant, je suis sans permis de conduire.

Autoroute déserte. Je dépasse un camion, c'est la première fois. Silence attentif dans la voiture. Le paysage s'éloigne. Je m'arrête à une station-service, je fais quelques pas, je bois un café. Vous restez dans la voiture, je vous vois boire à la bouteille.

Lentement les arbres s'assombrissent, et avec la nuit la peur est encore plus grande. Vous fixez les bandes blanches, vous me dites quand je dois dépasser une voiture. J'obéis. Au péage de Bonnières je vous demande de prendre le volant, vous le faites. Vous quittez immédiatement l'autoroute. Vous dites avoir peur des routes à grande vitesse.

Jusqu'à Neauphle l'obscurité est presque totale et le silence aussi. Le voyage est plus long que jamais. On arrive à onze heures. Je débouche une bouteille de vin, nous buvons jusqu'à deux heures. Les forces reviennent. Nous allons dormir au premier étage, dans les chambres blanches.

Le 5 septembre je téléphone à J. D., un médecin ami de M. Je veux que quelque chose se décide, je ne supporte plus cette lente avancée dans l'alcool, irrémédiable semble-t-il. La situation devient de plus en plus intenable et pour vous et pour moi. Je bois maintenant dès avant le déjeuner.

La nuit vous buvez de plus en plus souvent. Un verre de vin apaise le corps, diminue la peur. Vous en êtes à ne plus pouvoir rester une heure entière sans boire. La corbeille est pleine de bouteilles vides. Vous vous réveillez dans l'épouvante. Je suis là, près de vous, séparé par le palier. Vos allées et venues sont silencieuses. Je me réveille dans la peur de vous découvrir morte. Seul le bruit de l'eau dans les tuyaux indique que vous êtes levée, que vous êtes en vie. Je reste encore quelques minutes au lit, j'attends que vous descendiez. Alors je me lève, la tête égarée. On boit, la journée recommence.

Vous n'osez plus vous montrer, vous avez honte de vous-même, de votre corps grossi par l'alcool. Depuis l'été vous mettez les mêmes vêtements, le même pull beige, la même jupe. Vous ne voulez plus rien. Nous fuyons tout le monde. Autour de nous la peur et le silence. Il nous arrive cependant d'aller dîner chez notre amie M. Vous menez la conversation comme d'habitude, sans fatigue apparente. Rien ne se voit, rien ne peut se deviner, je le crois encore. Nous rentrons ivres de vin et de fatigue, accablés. Et pour surmonter la peur nous buvons encore, jusqu'au moment d'aller se coucher.

À la télévision, les informations vous font pleurer. La guerre au Liban vous anéantit. Vous regardez quand même les images. Vous dites : Ce n'est pas possible, je ne veux pas le croire, les juifs sont incapables de faire ça.

Tous les soirs vous pleurez. Vous dites : Le monde est atroce, je ne peux plus voir ça, ce n'est plus la peine.

Sur la table du salon, la bouteille de bordeaux. Nous buvons sans même nous en apercevoir, on ne compte plus le nombre de bouteilles.

Vous dites : Je suis dans un état de dépression énorme,

ça ne peut plus continuer. Vous n'avez plus faim, seule la soupe de légumes vous fait du bien. Vous dites : J'ai l'estomac brûlé par le vin.

Tous les trois jours nous allons chercher le bordeaux, c'est notre seule sortie. Vous ne conduisez plus, vous restez dans la voiture. Je transporte les cartons de vins. La vendeuse me propose des lots, des bouteilles en réclame. Vous signez les chèques.

Nous sommes dans la grande pièce où vous vous tenez ordinairement, celle appelée verrière. Chaque jour nous travaillons pendant trois heures. Quinze pages sont écrites, tapées. Toujours une égale émotion quand vous dictez. Vous me demandez de relire à voix haute. Vous corrigez la ponctuation, vous laissez un mot en attente, vous dites : je trouverai le mot, ce n'est pas la peine d'insister maintenant.

Vous vomissez les premiers verres de vin, vous dites : Quel dégoût. Vous buvez encore, vous retenez le troisième verre. Vous dites : Ça va aller mieux, il me faut ça, sinon je meurs. Je vois les tremblements des mains augmenter, je sais toute parole inutile. Je vous laisse faire, je vous laisse boire ce qui vous est indispensable, je vous sers. Vers midi je bois mon premier verre, nous sommes ensemble, nous vidons la même bouteille, vous dites : Heureusement que j'ai cessé avec le whisky, le vin rouge fait quand même gagner du temps.

Vous acceptez de voir un médecin. J. D. veut bien venir jusqu'à Neauphle.

Nous sommes dans la verrière. J. D. vous écoute très attentivement, sans vous interrompre. Vous dites : Ce n'est pas la peine de m'examiner, je ne suis pas malade, je suis simplement alcoolique, je le sais complètement.

Je vous regarde.

Je regarde J. D. qui se tait toujours.

Vous dites votre méfiance à l'endroit de la médecine. Vous rappelez votre enfant mort à la naissance, pendant la guerre. Vous dites : Je ne supporte pas les médecins, personne ne peut rien faire pour moi. Je dois seule décider.

Je m'impatiente, je me tais. Je sais que rien encore ne sera fait. Je vois J. D. se laisser aller à votre récit, à votre voix. De plus en plus l'évidence de l'urgence m'apparaît. Vous continuez à parler, vous éloignez la peur. Je fume une cigarette, je bois un verre de vin. Je vous sers un autre verre de vin, je m'affole. Vous dites : Avec ça, ce vin si peu alcoolisé, on ne peut pas se tuer, c'est un vin très léger. J. D. sourit. Il parle de l'Europe centrale, des vastes étendues de la Moldavie, là où il est né. Vous dites : Les plaines de la Pologne, vers l'Ukraine, sont admirables, la campagne, les fermes dans la forêt quand on descend vers Cracovie.

La sympathie s'installe insidieusement entre J. D. et vous. Je déteste J. D.

Il est six heures, J. D. doit rentrer à Paris. Vous dites : Alors, qu'est-ce qu'on peut faire pour moi ? Rien, je crois.

J. D. dit que l'hospitalisation est nécessaire, que seule une coupure radicale peut vous faire cesser de boire, que c'est à vous de le décider.

Vous écoutez, vous ne répondez pas. Vous dites : Vous devez lire mon nouveau texte, c'est important.

Nous raccompagnons J. D. à la gare de Plaisir-Grignan. Vous dites : Je suis à un âge où l'on peut mourir, pourquoi vouloir prolonger la vie ? J. D. est d'accord, il dit que chacun peut disposer de soi de la façon qui lui plaît. Il ajoute qu'il est prêt à vous aider, qu'il attendra votre décision. Vous dites : Je peux m'intoxiquer à l'eau de Vittel. J. D. dit : Pourquoi pas ? Nous rions tous les trois.

Nous laissons J. D. devant la gare, il vous embrasse. Je le vois partir, j'ai envie de pleurer, j'ai envie de le retenir près de nous, de le garder avec nous. Je lui dis : Je te téléphone dans la semaine. Il dit que rien ne presse, qu'il faut laisser aux choses le temps de se faire.

Le mot hôpital a été prononcé pour la première fois.

Le soir, vous téléphonez à des amis, vous dites : J'ai vu un médecin, il me trouve très bien, je ne suis pas malade. Il faut que je maigrisse un peu, c'est tout. J. D. est complètement charmant. Il dit qu'on peut vivre aussi comme ça, en buvant.

Nous sommes devant la télévision qu'on ne regarde pas. Je dis : Rien n'a été fait, les mois vont passer, et rien ne sera encore décidé. Vous dites : Vous savez bien qu'il n'y a rien à faire, que ce n'est pas la peine.

Je vois l'hiver arriver, et les jours diminuer. Je suis seul. J'entends votre voix dans l'espace sombre de la verrière. Les tremblements du corps augmentent. Les journées se passent, nous sommes là.

Vous me dictez le courrier. Vous ne pouvez plus tenir un stylo. L'écriture devient incertaine. Je vous donne du vin, je vous aide ainsi. Les doses sont de plus en plus élevées, la progression est continue, infernale. Je bois moi aussi davantage, sans toujours vous rejoindre. Déjà j'oublie les numéros de téléphone, déjà les prénoms se confondent, déjà nous ne connaissons plus que nous-mêmes.

Autour de nous la maison fermée sur le parc abandonné. Nous ne sortons plus, nous ne voyons plus le ciel, nous ne regardons que nous seuls.

Vers onze heures vous descendez de votre chambre, j'entends votre pas venir. Vous vous arrêtez dans la salle de télévision, vous reprenez votre souffle, vous avancez vers la cuisine. Un verre de vin vous apaise, vous ne parlez pas, vous allez jusqu'à la table de travail, et là vous restez assise face au parc, pendant des heures. Et puis brutalement vous dictez. Je suis toujours prêt, je tape immédiatement. Il vous arrive de vous endormir sur les feuilles, je vous laisse endormie, j'attends. Vous reprenez à l'endroit du mot laissé. Le texte avance, il grandit sous mes yeux.

L'après-midi vous dormez une heure dans la petite chambre du rez-de-chaussée. Je ferme les rideaux.

J'appelle J. D. pendant votre sommeil. Il cherche un autre médecin susceptible de vous prendre en charge et la meilleure structure hospitalière. Je dis mon inquiétude, je dis que le mal augmente. J. D. répond qu'il faut attendre, que faute d'un accord de votre part l'échec de la cure est certain.

Les jours à Neauphle sont déjà froids, sans fin. Sur le chéquier les notes de vin sont régulières, une même adresse : La Berboisrade, Nationale 12.

Vous reprenez le texte, le mot aimer est écrit. Vous dites : Je ne peux pas entrer dans une clinique avant d'avoir achevé ça, c'est trop important.

Vingt pages sont tapées et corrigées. Vous dites le titre du texte : *La maladie de la mort.*

Vous dites : Je suis décidée, appelez J. D., pour la clinique, c'est oui.

Je vous embrasse, on boit le reste de la bouteille.

Un producteur est intéressé par *Savannah Bay.* Vous dites : J'espère que Madeleine et Bulle sont libres, il faut leur téléphoner. Je dis : Dans votre état, vous ne pouvez pas diriger une mise en scène. Vous me regardez, étonnée. Vous dites : Vous le croyez vraiment ? Je dis : Oui, vous ne pouvez pas faire un film maintenant. Vous ne répondez pas.

On ferme les portes de la maison, les volets du salon de musique, les armoires des chambres bleues. On boit un dernier verre.

Silence jusqu'à la rue Saint-Benoît. Nous sommes le 18 octobre, c'est le soir.

J'appelle J. D. Il indique la date d'entrée à la clinique, le jeudi 21. Le nom de l'autre médecin et le nom de l'endroit ne sont pas dits. C'est du côté du Bois, c'est la seule indication donnée par J. D. Je vous demande si vous êtes toujours d'accord, vous dites : Oui, il faut y aller.

Vous donnez une interview à une journaliste argentine,

vous parlez pendant une heure sans fatigue, vous dites : Les gens qui ne boivent jamais une goutte d'alcool, je les vois comme des malades. La journaliste prend des photos, pour ses enfants, dit-elle. Je prends une photo d'elle avec vous. Vous dites : Ce sont les dernières photos.

Jeudi 21 octobre.

J. D. arrive à quatorze heures précises rue Saint-Benoît. Il dit le nom du lieu : Neuilly, l'Hôpital Américain. Je note le numéro et le nom de la rue. Nous sommes attendus à dix-sept heures par J. F., le second médecin, celui qui vous soignera pendant votre cure.

Nous sommes dans le salon, vous semblez ne pas entendre, vous buvez un verre de vin, vous parlez avec J. D. comme s'il s'agissait d'une visite ordinaire. Depuis hier soir vous n'avez rien mangé. Vous buvez. Je me tais, je fume une cigarette, je me sers un verre de vin. Je me demande ce qui arrive, ce vers quoi nous allons.

J. D. dit que maintenant il faut partir. J'appelle un taxi, aucun n'est libre. Vous dites : A cette heure-là, il n'y en a jamais, il faut attendre.

Je sors chercher une voiture sur le boulevard à la station Lipp.

Nous finissons la bouteille, vous dites : Je dois appeler ces producteurs de *Savannah Bay,* il faut régler cette question avant de partir. Je dis que rien ne presse, qu'il ne faut pas faire attendre J. F. Je prends le sac de toile noire et nous sortons. J. D. vous embrasse. Le taxi nous emporte hors de la rue Saint-Benoît, vers la Seine.

Aucune parole dans la voiture. On passe devant le

Palais des Congrès où nous avons entendu Benedetti jouer Beethoven, un soir d'été.

La voiture s'arrête devant l'Hôpital Américain sous un auvent bleu.

Vous vous asseyez dans le hall. Je remplis la feuille d'admission, je donne votre nom et le mien. J'indique que les visites ne sont pas autorisées, que les coups de téléphone éventuels ne doivent pas être transmis dans la chambre. Personne ne doit savoir que vous êtes à Neuilly.

Nous attendons le médecin dans un grand salon qui ouvre sur un jardin. Un poste de télévision est allumé, le son est coupé. Quelques personnes sont là, elles semblent attendre un avion pour quitter l'Europe.

Vous paraissez calme. Vous tremblez. Ce tremblement, je suis le seul à le percevoir. Vous vous tenez au fauteuil, raidie par l'effort. Je n'ose pas fumer, je regarde devant moi le défilement des images. Je sais que le cœur est rapide. Vous voulez rester paisible de peur d'être découverte. Vous tenez votre sac contre vous, vous fixez la télévision. On attend en silence, résignés.

Une femme en blouse blanche nous demande de bien vouloir la suivre. Elle nous fait entrer dans un salon particulier. La lumière est tamisée, la couleur beige des doubles rideaux est celle des fauteuils, ce sera la couleur de l'hôpital. Je demande de l'eau, la femme sort. Vous dites : Que d'égards, quand même. La femme revient avec une bouteille d'Evian et deux verres, elle dit qu'il n'y a pas de glaçons, qu'elle le regrette. Elle est brune, coiffée, les lèvres rouges. Vous dites : Je ne suis pas malade, je suis simplement alcoolique. Elle dit que s'arrêter de boire est une décision courageuse. Vous remarquez la voix rauque, presque carverneuse, de la femme en blanc. Vous dites : Vous, vous fumez trop. Elle dit qu'elle fume deux paquets de gitanes par jour, qu'elle ne peut pas faire autrement, que le courage lui manque. Vous ne répondez pas, vous dites : il faut faire attention, la cigarette c'est terrible, et on s'arrête presque toujours trop tard.

Sourire de la dame brune vers moi.

Vous dites : Moi, j'ai cessé de fumer depuis six ans, je ne pouvais plus marcher, j'étouffais, c'était horrible. Maintenant je ne comprends même pas comment c'est possible, comment on peut fumer.

Nouveau sourire vers moi.

Pendant une heure la conversation est mondaine, vous demandez le prix de la journée à l'Hôpital Américain et le montant des remboursements. On vous promet de vous donner tous les renseignements, vous dites : De toute façon ça va me coûter cher, je ne vais pas pouvoir rester longtemps.

J. F. arrive. Il voit immédiatement vos jambes enflées. Il les palpe, il appuie sur la chair, la trace de l'index reste dans la chair. Vous me dites : Je veux rester seule avec le médecin, allez chercher une bouteille de vin, je n'ai rien bu depuis longtemps, je ne tiens plus.

Je prends le bus jusqu'au centre de Neuilly. Je choisis un bordeaux supérieur. Je ne retrouve plus la station de bus. Un passant me dit que c'est à trois minutes de là. Je marche, j'ai peur de ne jamais retrouver l'hôpital. Je demande encore mon chemin, on me répond que je suis tout près, qu'il faut tourner à droite, au bout de l'avenue.

J'avance, j'ai froid tout à coup. Brusquement l'entrée bleue est devant moi. Je suis couvert de sueur, il est sept heures du soir, il fait déjà nuit.

Je vous sers un verre de vin. Vous dites à J. F. : Peut-on faire quelque chose pour moi, dans ce cas ? Il répond que demain à onze heures il vous examinera complètement. Il vous souhaite une bonne nuit, il dit que tout va bien se passer.

La dame en blanc nous conduit vers la chambre. Ascenseur, troisième étage, long couloir blanc, large comme une route, c'est le lieu central, l'axe de l'hôpital. Vous vous tenez à la rampe, vous demandez si c'est encore loin, vous vous arrêtez, au bord de l'évanouissement. Je vous donne le bras, marcher vous occupe entièrement, vous vous accrochez à moi, vous vous laissez guider. La chambre est au bout du long couloir, isolée du bruit.

Numéro 2327.

Nous entrons dans la chambre, il est huit heures du soir. Nous sommes tous les deux dans la chambre. On boit un verre de vin. Silence.

Vous pleurez.

Je ne pleure pas, je ne veux pas pleurer, les larmes restent dans les yeux. Je vous regarde. Je vous éloigne d'ici, je vous emporte dans le bonheur de boire, avec vous dans un bar, nous buvons. Je vous embrasse, je dis : Le dîner va être servi. Vous ne répondez pas, vous regardez par la fenêtre. On pleure à travers la vitre fermée. Vous dites : Je n'ai pas l'habitude de manger à une heure pareille.

Vous dites à l'infirmière : Ce n'est pas la peine de prendre ma tension, je sais que j'en ai beaucoup ce soir. La jeune femme n'insiste pas. Vous dites : Je ne suis pas malade, vous savez, je suis alcoolique, je n'ai pas de température.

Vous refusez de porter le bracelet d'identité, vous dites : Ici je suis incognito.

Vous regardez par la fenêtre l'espace devant vous.

Un homme en veste blanche pose le plateau-repas sur la table. Vous mangez la soupe de légumes déjà refroidie, vous laissez le reste du dîner sous la cloche en inox.

J'allume la télévision. Silence dans la chambre. Vous dites : Donnez-moi de la soluritine, c'est le meilleur médicament contre la tension, on ne fait pas mieux.

Pour la première fois je vois vos chevilles et vos jambes enflées, rougies. Tout le corps tremble, sans retenue désormais. Je vous regarde et ce soir je vois l'étendue du désastre.

Vous dites : J'ai froid.

Je cherche la soluritine sans la trouver, vous dites : Ce n'est pas possible d'oublier tout comme ça, d'être tête en l'air comme ça, je n'ai jamais vu ça.

Impatience jusqu'aux larmes.

Vous dites : Je veux rentrer, je ne veux pas rester ici.

Je vous donne un verre de vin. Vous vous calmez, vous vous asseyez dans le fauteuil. Vous dites : La bouteille ne sera pas suffisante pour la nuit, je ne peux pas rester.

Je trouve la soluritine, je vous donne deux cachets, vous dites : Je suis sauvée. Vous vous allongez sur le lit. Vous dites : Demain matin, apportez-moi une bouteille de vin, le médecin est d'accord, sans alcool je risque un coma.

Vous fermez les yeux, je vous promets de venir tôt demain matin.

Vous dites : Il faut mettre mes bagues dans le coffre de l'hôpital, il ne faut rien laisser dans les chambres, on me l'a dit, tout le monde vole.

Impossible d'enlever les bagues, même avec du savon je ne parviens pas à les faire glisser. Les doigts restent avec leur décoration habituelle.

Vous prenez deux comprimés de témesta. Vous vous déshabillez. Vous êtes étendue sur le lit, les yeux ouverts. Je mets un oreiller sous vos pieds, vous dites : Ça me fait du bien.

Je vous regarde.

Je dis : Tout va bien se passer, ce ne sera pas long, une semaine, pas plus.

Vous n'entendez pas, vous êtes les yeux ouverts, je sais que vous ne croyez plus personne.

Vous dites : On va voir, ne vous inquiétez pas.

Vers minuit je quitte la chambre, je vous laisse là, étrangère, abandonnée, je vous laisse.

Plaque métallique, chiffres noirs : 2327.

Vous êtes seule désormais, sans moi.

Devant moi le long couloir beige, la brillance de la route blanche.

Je prends un taxi, je me laisse conduire hors de Neuilly, transporter loin de vous.

Porte Maillot, les lumières de la ville. Des gens sur les Champs-Elysées, dans les bars, dans les restaurants. Les cinémas sont éteints, les titres ont disparu. Des gens existent hors de Neuilly, je les regarde derrière la vitre, je vois le spectacle inanimé s'étaler devant moi avec une innocence meurtrière. Je suis seul à voir l'apparence de la vie, vous n'êtes pas près de moi.

La voiture avance, les larmes viennent. Je ne veux pas pleurer. Le chauffeur se tait, il met une cassette : Billie Holiday chante *My Man*.

Rue Saint-Benoît, l'appartement est privé est de vous. Je regarde les titres du *Monde,* je mets la sonnerie du réveil à huit heures. Je ne téléphone à personne. Comment dire un seul mot, comment aborder Neuilly ?

Je revois la chambre aux rideaux bleus, je vois l'inconnue que vous êtes. Je me souviens que vous avez du vin pour la nuit. Je m'endors.

Vendredi 22 octobre.

Comme convenu, je téléphone à D., le père de votre fils. Les nouvelles seront données par son intermédiaire, à lui, votre enfant, et aussi à R.

Rue de Rennes j'achète une bouteille de bordeaux.

J'arrive à l'hôpital à dix heures. Vous avez mal dormi, malgré les deux comprimés de témesta et la piqûre de tranxène. Vous êtes assise sur la chaise près de la fenêtre, égarée.

Le tremblement de tout le corps a augmenté, il est devenu entièrement visible. Vous semblez cependant moins angoisée que la veille, vous acceptez d'être ici.

Vous soulevez le verre d'eau avec lenteur. Je n'ose pas

vous aider. L'eau tombe sur le gilet noir, vous n'y prenez pas garde.

Vers midi, visite de J. F. Il regarde encore vos jambes, appuie sur la chair gonflée d'eau. Il donne des petits coups secs sur votre ventre également gonflé. Il dit que vous n'avez pas d'ascite. Il sourit. Ses yeux sont très bleus. Il quitte la chambre rapidement.

L'infirmière fait une piqûre de tranxène, pose quatre comprimés sur la table de nuit.

Tension : 21. Température : 37,2. Pulsations : 120. Vous dites : J'ai toujours eu le cœur rapide, toute ma vie.

Vous somnolez.

Vous résistez, vous voulez vaincre le tranxène, vous dites : Lisez-moi *Martin Eden*.

Je lis à voix haute, au hasard, dans le milieu du livre, un début de chapitre. Vous dites immédiatement : Je ne comprends pas le lien avec ce qui précède.

Vous vous endormez, vos yeux se ferment malgré eux. Je continue à lire, vous devez entendre le son de ma voix et puis ne plus rien entendre. Vous restez profondément endormie. Je laisse le livre ouvert sur le rebord de la fenêtre.

Silence dans la chambre, seul le bruit de l'air chaud.

Vous vous réveillez, vous écrivez quatre lignes sur un morceau de papier. C'est illisible, l'orthographe est incertaine, la graphie est nouvelle. Je ne reconnais rien, pas même la signature. Vous dites : C'est une lettre d'insultes, n'oubliez pas de la poster, c'est très important. Je vous promets de le faire ce soir. Comme apaisée, vous vous rendormez.

Je vous regarde dormir. Je relis avec peine la lettre, je la déchiffre cependant.

Dix-huit heures. Vous ne mangez presque rien, vous n'avez aucun appétit. Vous vomissez la soupe immédiatement. Vous ne le remarquez pas, vous dites : Ce n'est pas salé, c'est infect, je ne vais pas pouvoir rester ici.

J'allume la télévision, vous dites : C'est incroyable de mettre une télévision si haut, accrochée de cette façon. On ne peut rien voir.

Silence. Vous fixez les images, vous ne faites aucun commentaire comme vous le faites d'habitude. Vous enlevez vos lunettes. Vous refusez le tranxène.

Je vous laisse endormie.

Rue Saint-Benoît je bois un verre de vin, je me sens immédiatement mieux. Je bois un deuxième verre de vin et puis je jette le reste de la bouteille dans l'évier. Je ne supporte pas de boire seul, sans vous. Je prends un équanil. Je vide les deux autres bouteilles dans l'évier. Désormais il n'y a plus d'alcool dans la maison.

Je vais dans ma chambre. Je prends un second équanil. Votre image endormie apparaît. Je laisse le journal fermé. Je veux dormir. Devant moi le mur blanc. Je ferme les rideaux.

Samedi 23 octobre.

J. D. est déjà là. Il a apporté une bouteille de Saint-Amour. Vous parlez à peine. Vous demandez à J. D. : Ça va être long ? Il dit qu'il faut compter une bonne semaine.

Vous mangez, vous vous endormez.

Depuis onze heures vous n'avez pas bu de vin. Vous ne réclamez rien. La bouteille est près de vous, vous n'y touchez pas. Il est quatorze heures. Comment est-ce possible ? Je me dis que le sevrage est brutal, que l'organisme lui aussi est en train de subir des épreuves terribles.

Visite rapide de J. F. Sourire, il vous serre la main. Vous vous rendormez aussitôt.

La nuit tombe dans la chambre.

Votre corps se soulève brutalement, il crie quelque chose que je comprends pas, comme une plainte ignorée de vous.

Je n'ai pas apporté de fleurs, je sais que vous n'aimez pas les gestes convenus. Dans les autres chambres, les mêmes bouquets à ne savoir qu'en faire.

Je pars sans vous embrasser.

Le dernier bus me dépose au Champ-de-Mars. Je prends un taxi jusqu'à Saint-Germain.

Quelques amis appellent, la nouvelle se répand déjà. Je dis que tout se passe comme prévu. L'endroit où vous êtes reste inconnu. Personne n'essaie de savoir.

Dimanche 24.

Neuilly, onze heures. Depuis hier soir vous n'avez rien bu. Dans la bouteille de vin, le niveau est inchangé.

Vous dites : Cette nuit j'ai eu la visite d'un homme en blouse blanche, au visage pâle, il avait une barbiche blanche, il voulait m'interviewer.

Je vous demande : Pour quel journal ?

Vous dites : Je ne sais pas. Il veut faire une thèse sur

mon état physiologique. C'est incroyable, la médecine s'intéresse à mon corps.

Je dis que ce n'est pas étonnant.

Vous dites : C'est vrai. Tout est possible, mais venir à quatre heures du matin pour une interview, il ne faut quand même pas exagérer.

Sourire.

Je vous demande si vous avez accepté de parler.

Vous dites : Non, j'ai dit à ce monsieur que mon état ne me permettait pas de le recevoir, qu'il fallait attendre un peu.

Vous mangez une côtelette de mouton et un peu de riz blanc. Vous laissez la compote.

Je dis qu'il faut manger davantage. Vous dites : Cessez de commencer toutes vos phrases par il faut que, c'est insupportable.

Vous dites : Regardez, les ombres colorées dans le verre.

Je dis ne rien voir.

Vous dites : Ce n'est pas possible, regardez bien, vous verrez des blancheurs, c'est étrange quand même.

Vous dites : Jamais je ne pourrai m'habituer à l'eau, ça n'a aucun goût.

Vous buvez un demi-verre de Saint-Amour.

Le soleil jusque dans la chambre.

Vous dormez.

Je sors prendre un café. Je marche. Je retiens le nom des rues pour avoir moins peur de me perdre dans Neuilly.

Je reviens dans la chambre, vous dormez toujours.

Je mange la compote de pommes.

Vous vous réveillez, vous dites : A Paris la nourriture est meilleure. C'est bien, vous avez mangé la compote, comme ça on fait un petit peu d'économies.

Sourire.

Vous dites : Je suis au plus loin de mon état normal.

Vous dites : Je veux me laver.

Vous allez seule dans la salle de bain. Vous entrez dans la baignoire, vous dites : Ce n'est pas possible ces installations modernes, c'est trop bas.

Je lave votre corps, vos cheveux. Vous vous laissez faire, vous dites : Frottez bien le dos, là où on ne va jamais.

Je vous parfume, et puis brutalement vous dites : Assez, ce n'est pas la peine.

Vous revenez vers la fenêtre, vous vous accoudez, vous regardez dehors. Je sèche vos cheveux. Vous dites : Regardez la lumière grise de Neuilly, ça me rappelle le *Night,* la couleur disparaît très vite, l'image aussi.

Tension : 15. On vous pèse, déjà vous avez perdu trois kilos, déjà l'eau s'élimine. Vous dites : C'est étonnant, je le sens déjà au ventre, au visage, aux jambes. Je peux enlever mes bagues.

Je confie les bijoux à l'administration.

Lundi 25.

La nuit a été meilleure, vous avez dormi sans interruption.

Vous dites : Je veux partir, quitter cet endroit atroce.

Je dis qu'il nous faut rester ici le temps de la cure, que ce ne sera pas long.

Vous dites : Non, ce n'est pas vrai.

Vous vous rendormez.

Je range la bouteille de Saint-Amour dans le haut du placard. Vous ne réclamez plus de vin. L'eau minérale vous dégoûte moins. Le tremblement du corps diminue.

Nous allons faire une radio des poumons. Vous êtes le torse nu devant la plaque glacée. Vous tremblez de froid. On vous dit de retenir votre respiration. La photographie est prise. Vous dites : Il faut me dire la vérité. On vous répond que tout est normal.

Je vous aide à remettre le gilet noir et la veste grise. Nous marchons jusqu'à l'ascenseur.

Sous-sol, cafeteria. On ne sert pas d'alcool. Vous demandez un verre de lait froid, vous ajoutez du sucre en poudre. Vous buvez, vous dites : Quelle merveille, j'avais oublié le goût du lait.

Autour de nous toujours cette même couleur indéterminée des couloirs.

Vous buvez un deuxième verre de lait, vous dites : Il faut que je m'arrête, je pourrais boire des litres de lait. J'adore le lait, vous devriez essayer.

Ascenseur, couloir, blouses blanches, néons, 2327, le lit.

Vous dites : C'est vraiment incroyable de donner des artichauts pareils, filandreux. C'est immonde. Je n'ai jamais vu ça. Si je tenais le cuisinier je lui dirais deux mots.

Vous me faites goûter deux feuilles, je dis que c'est vrai, que ce n'est pas mangeable.

J'enlève toutes les feuilles, vous mangez le cœur, vous

dites : C'est exquis. Vous buvez un verre de lait. Vous vous couchez, vous dites : Demain, apportez-moi une mangue.

Visite de J. F. Il vous examine très attentivement, il écoute ce que vous lui dites. Il ne regarde que vous, comme s'il ne voulait connaître que vous, ce corps abandonné entre ses mains.

Je raconte à M. : vous n'avez rien bu, vous n'avez pas demandé un seul verre de vin. Vous aimez le lait, vous avez dit : Le lait, c'est une merveille.

Mardi 26.

A Buci, les mangues ne sont pas encore arrivées. J'achète du jambon de Parme à l'épicerie italienne.

Vous dites : Je veux deux œufs à la coque, pas trop cuits. Vous mangez le jambon de Parme avec appétit, vous dites : Quelle finesse, c'est unique.

Je vous regarde manger, je voudrais encore vous donner du Parme, tout ce qui pourrait vous rendre un semblant d'appétit.

Vous dites : Cette nuit j'ai crié. Je ne pouvais pas dormir, les infirmières ont parlé jusqu'à deux heures du matin devant ma porte. Elles laissent la porte ouverte pour me surprendre. Tout le monde a peur que je parte en cachette.

Je dis que c'est inadmissible. Vous dites : On va porter plainte, ça ne peut plus continuer ainsi.

Vous faites appeler l'intendant, vous dites : Cet artichaut que vous m'avez donné, ce n'est pas possible. Et votre soupe d'hier, c'était de l'eau de vaisselle.

L'intendant écoute en silence.

Vous dites : Au prix de la chambre, ils pourraient faire un effort. Ce n'est pourtant pas difficile de faire une soupe de légumes. C'est même très simple, mais il faut vouloir la faire.

L'intendant vous écoute, s'excuse, promet de veiller personnellement à votre plateau. Vous dites : Je ne veux pas de sort privilégié, si c'est mauvais pour moi c'est mauvais pour tout le monde.

L'intendant dit que certains clients sont satisfaits, vous dites : C'est impossible, mais c'est vrai qu'il y a partout des imbéciles, même pour la cuisine. Vous dites : Monsieur, il faut absolument changer de chef.

Vous acceptez la piqûre de tranxène. Le sommeil vient.

Mercredi 27.

Grève des bus. J'arrive à Neuilly vers midi. Vous êtes encore endormie.

Vous vous réveillez, vous restez toujours très somnolente, absente. Vous dites : Nous sommes sur la Garonne.

Vous regardez vers le dehors, vous dites : Regardez, des veaux très petits sont stationnés à la place des voitures. Quel spectacle, venez voir.

Vous êtes parfaitement calme, attentive à ce qui se passe devant vos yeux.

Je regarde avec vous la rue déserte.

Je sors téléphoner à J. D. Je dis qu'on se trompe peut-être, que le traitement est trop fort, que ça va trop vite. Je demande : Est-ce que c'est la peine de vous faire subir cela ? J. D. écoute, il dit qu'il n'y a pas d'autre moyen que celui-là. Aucun autre ? Il dit : Aucun.

Je doute tout à coup des médecins, de vous, de moi. Je vois la situation échapper à tout le monde, je vois que vous êtes perdue, que vous ne contrôlez plus rien. je sais que ça ne vous intéresse pas, que vous êtes dans l'oubli de vous-même et de moi.

Vous êtes étendue sur le lit.

Les médecins savent-ils quelque chose ? Depuis le premier jour est-ce qu'ils sont sûrs que vous sortirez vivante de cette cure ? Comment savoir ? Le savez-vous, vous ? Le sommeil vous emporte dans quel savoir, dans quelle folie impossible à déceler ? Tout le monde cache la vérité. Comment éviter la souffrance de connaître l'irréparable ?

Le rythme de la respiration est régulier, les sursauts ont cessé : Tout est calme autour de nous. Tout à coup vous êtes loin de moi.

J. D. et J. F. ont peut-être raison, l'abrutissement phénoménal est nécessaire, tout serait donc normal, l'ordre des choses serait encore une fois parfait. Depuis Trouville, depuis l'été, mon seul désir est de vous voir cesser de boire, d'arrêter cette destruction, la passion mortelle pour l'alcool. La nuit, je rêve d'une chambre dans un hôpital où vous seriez soignée, moi près de vous, toujours, et votre corps débarrassé de ce poison indolore. J'attends ce jour, je ne veux que ça, et aujourd'hui ce jour est là, vous êtes dans la chambre bleue, étendue, presque morte. L'imagination ne peut pas concevoir une telle désolation. Vous êtes entre les mains de personnes étrangères, seule, je ne peux pas vous rejoindre. La peur augmente. Je résiste à l'envahissement de la peur, je ne veux rien montrer, rien ne doit se voir. Rien. Pas même la transformation de la voix. La peur la plus grande serait atteinte si vous découvriez mon désarroi.

Je me rappelle, vous dites : Vous voulez me tuer, vous voulez ma mort, je le sais, c'est inutile de le cacher, vous ne voulez que ça, que je sois morte, personne ne peut supporter mon existence, moi je la supporte à peine.

Et moi je veux mourir de vous savoir morte. L'idée seule de votre disparition définitive donne la force de se tuer. C'est ce que vous voulez, que je sois mort, que le monde disparaisse.

Entre vous et moi cette lutte pour survivre, le temps différé très proche de la mort, ce désir inouï de tuer, d'aimer comme il serait possible d'aimer, comme dans un livre qui serait écrit par Dieu.

Je reprends la lecture de *Martin Eden*. Martin entre dans le labeur de la blanchisserie.

Vous dites dans le sommeil : Je ne sais peut-être plus écrire, il faut que j'essaie pour voir si je sais encore écrire.

Sur votre visage une tristesse innocente.

Je vous embrasse, je dis : Demain on va travailler, je vais apporter du papier.

Vous ne répondez pas, déjà vous vous endormez.

Vous ne supportez pas la perte, l'abandon de votre vouloir, être prise en charge par les médecins vous répugne comme une faute morale, une indécence. Vous ne supportez pas. Vous résistez sauvagement et la souffrance augmente. L'idée d'être enfermée dans le lit blanc vous accable.

Votre corps ne vous intéresse pas, vous êtes contrainte de le laisser soigner par d'autres, des gens qui vous ignorent, qui ne savent pas que Lol existe. Vous ne pouvez pas, seule, sauver votre foie, vous pouvez seulement mentir pendant des heures, dire que ce n'est rien, que tout va bien, que le vin rouge ne fait aucun mal, que le whisky c'est bien plus grave. Vous pouvez tout inventer, vous le faites depuis des mois, depuis toujours. Depuis le premier sourire vous m'inventez. Vous ne pouvez pas aller contre la cirrhose. Ce contre quoi vous n'avez aucune prise vous le niez. Vous dites : Ça n'existe pas. Et vous avancez, vous passez à autre chose, le regard se transporte ailleurs, vers d'autres mots.

Votre foie existe tout à coup, terriblement. Le traitement médical révèle une normalité physiologique, une vérité hépatique que vous ne voulez pas connaître. Votre foie est traité comme un organe malade, ordinaire, allé jusqu'au bout de son fonctionnement. Devant cette fatalité de l'organisme, la puissance de la métamorphose, vous êtes désarmée. Ici, tout discours se brise. Les anxiolytiques sont plus forts que vous, plus forts que votre esprit. Aucune mise en scène ne serait efficace longtemps, vous n'essayez même pas.

Vous ne supportez pas, rien. Et vous ne le dites pas, vous êtes muette, comme quittée.

Vous dormez sous la couverture blanche.

Je vois votre image traversée par la fulgurance d'instants qui s'évanouissent aussitôt venus. Vous voyez ce que vous n'êtes plus, l'insupportable.

Je vois cette brutale mise à mort répétée et interminable.

Je ne supporte pas cette disparition, je vous laisse à votre sommeil inconnu.

Je rentre rue Saint-Benoît. Je suis seul au monde, je n'aperçois votre sourire que très loin. Il n'y a personne. Je garde la désolation de vous et de moi entre nous. Neuilly est sans savoir. Nous sommes préservés du monde par la nuit de Neuilly.

Je revois les jours de l'été, l'augmentation inexorable des doses de vin rouge comme le mouvement d'une spirale. Vous buvez dans le dégoût de vous, malgré vous, comme pour hâter la venue de la mort, me laisser seul sans vous. J'accepte tout, j'achète les bouteilles nécessaires, on boit ensemble, nous sommes dans le bonheur de l'alcool au bord de l'Atlantique. Ici l'amour se fait tard dans la nuit, dans les cris et les insultes, les mots inventés, les mots que vous me faites répéter. J'obéis, aucune résistance ne vous est opposée. L'amour se produit dans la chambre aux murs gris.

La première bouteille a été achetée rue des Bains, sur votre demande. Le premier jour, le 30 août 1980, un après-midi, il fait chaud, tout le monde est sur la plage, sauf nous.

Nous restons dans le hall, face à la mer ignorée par nous, sauf cette couleur ardoisée, vous me la faites remarquer, vous dites : Ça arrive souvent, ici, dans cette région du Nord, la mer a cette couleur. Je vous écoute, je vois votre bouche dire les mots, et nous buvons et je répète les mots. Certains soirs, dans le silence du hall, on chante, on ne peut s'arrêter de boire, l'émotion continue, le désir est là, intact dès le premier soir.

Vous dites : On pourrait se fixer une date, une heure précise et mourir. Et puis vous dites : Non, pourquoi ne pas vivre, pourquoi ne pas boire. Je vous regarde, vous dites : L'enfant aux yeux gris passe sur la plage, c'est curieux à cette heure de la nuit.

Le premier sourire devant la porte qui s'ouvre, je m'endors.

Jeudi 28.

Visite de J. D. On vous laisse dormir, on descend prendre un café. J. D. dit qu'il était temps d'intervenir, que votre foie est dans un état limite. Il dit que la cure se passe bien, mieux que prévu. Vous réagissez plus rapidement que la moyenne des gens dans ce cas. Après l'hôpital, il faudra être très vigilant, plus une seule goutte d'alcool sous quelle que forme que ce soit.

Sans raison j'ai de plus en plus peur. Je ne comprends pas très bien ce qui est dit, je fais répéter J. D. Encore une fois J. D. m'explique, sans ménager la vérité. Il dit qu'à son avis, et selon les résultats des premières analyses de sang, l'évolution de la cirrhose n'aurait pas pu être arrêtée si on était intervenu après Noël.

Je dis : Ce n'est pas possible, on n'en est pas là, on doit se tromper. J. D. dit que non, que le troisième seuil de la cirrhose était déjà presque atteint. Seul le sevrage brutal pouvait arrêter la destruction des cellules.

Je retiens qu'il fallait agir vite, que les semaines étaient comptées. Je sais que vous deviez le savoir, malgré vous.

J. D. insiste : il n'y avait pas d'autre solution que cette

cure incroyablement éprouvante. Tout autre traitement était inutile.

Nous buvons un deuxième café. Je suis à la fois rassuré et terrifié. J. D. se tait. Il est pâle, éprouvé par une fatigue très grande. Son inquiétude est visible, comme percée à jour tout à coup. Je sais que lui aussi a peur. Aucun mot définitif n'est cependant prononcé. Tout reste différé.

Je suis sûr de ceci : Pour accepter d'entrer à l'hôpital, vous avez eu l'intuition de votre état. Comme toujours vous êtes allée jusqu'à la limite du possible et vous vous avez su que la fin était proche. La connaissance innocente, presque animale, de vous-même, s'est appliquée mathématiquement. Vous avez dit non à la force infernale, la vôtre, celle qui vous submerge. Vous avez dit non quand il le fallait. Toujours cette coexistence inouïe, inimitable, ce balancement tragique entre l'égale énergie pour vivre et celle pour mourir. Toujours ce sentiment désespéré, léger, qui vous porte en vie, malgré tout. Je sais que vous vivez avec l'exactitude du désespoir, parfois vous oubliez, vous dites que le ciel est bleu, vous dites que vous m'aimez plus que tout au monde, alors vous souriez et vous croyez tous les mots, tout devient vrai, et nous rions de cette folie. Nous sommes, vous et moi, devant une même ligne que nous ne franchissons pas. Nous restons en deçà, dans l'insouciance des jours de l'été. Toujours dans le premier regard porté l'un vers l'autre, la cruauté de tant d'amour.

Vous acceptez de rester encore quinze jours ici, vous ne savez plus la date de notre arrivée, vous confondez les jours et les nuits, les instants deviennent des points qui s'effondrent à chaque fois.

Trois fois par jour vous prenez de l'aldactone, de l'atrium, du témesta, des vitamines B et du tranxène. Les doses sont élevées. Vous avalez les comprimés sans jamais demander ce que c'est.

Vous vous réveillez brutalement, vous dites : On ne peut pas dire, mais vous n'êtes pas un boute-en-train. Vous vous rendormez immédiatement.

Martin Eden dépose son vélo et son manteau au mont-de-piété, il n'envoie plus ses manuscrits aux éditeurs, faute d'argent pour les timbres. Je lis à voix haute pour vous bercer, pour vous faire entendre cette histoire. Votre corps bouge régulièrement. A vous, je dis : Schubert ne peut pas acheter de papier à musique, faute d'argent. Il continue cependant à écrire, Martin aussi. Tous les deux habitent vers le Nord.

Cinq heures, visite de J. F. Il dit lui aussi que dans votre cas le traitement en cours est le seul possible, qu'une diminution progressive des doses d'alcool n'était plus envisageable, qu'il fallait immédiatement vous sevrer. Vous embrassez J. F.

Vous dites : Aujourd'hui J. F. a un peu parlé, il n'était pas pressé.

Vous dites : On va aller faire un petit tour. Vous restez assise dans le fauteuil, prostrée. Vous ne pouvez plus vous lever, l'effort est trop grand. Vous ne regardez plus rien.

Et puis vous dites : Il y a une semaine que je vous demande du savon, ce n'est pas possible d'oublier tout comme ça, d'avoir aussi peu de mémoire.

Vous dites : Et le sèche-cheveux ? Il faut bien que je lave mes affaires.

Après le dîner vous dormez.

Plus tôt que d'habitude je quitte la chambre. Je regarde la nuit de Neuilly, je ne veux plus revenir, je vous emporte hors de la chambre, je vous emmène en Bretagne, dans les landes de bruyère au bord de la mer. Vous êtes là, assise près de moi, nous allons, nous partons.

Je pleure.

Je ne comprends pas comment ça va finir, si même une fin est possible. Je ne sais plus comment c'est arrivé, je sais seulement que c'était inévitable, la porte devait s'ouvrir. Sans boire c'était encore plus dangereux, intenable, alors je vous offre un verre de vin dans un bar, à Trouville, près du port, et alors vous avez bu et à partir de ce moment on a bu sans pouvoir rien arrêter, ni de nous, ni de nous regarder avec ce même étonnement continu, ni de le supporter. Chaque jour c'est l'été, à chaque instant le monde s'éteint. On répète : quelle merveille d'être venu. C'est l'été et le jour sublime peut commencer. La porte se referme, on boit pour oublier l'insupportable.

Vendredi 29.

J'arrive vers midi, vous dormez, le plateau est sur la table.

Vous dormez presque toute la journée, depuis deux jours encore plus. Les médicaments agissent seulement maintenant, en bloc, semble-t-il.

Vous vous réveillez, vous allez dans la salle de bains

en vous tenant à la commode, au mur. Vous traînez les pieds pour éviter de tomber. Je vous laisse aller, je veux que vous marchiez seule, même si vous devez tomber.

Je reste assis. J'ai peur. J'entends l'eau couler. Je ne résiste plus, je me lève et je vous regarde par l'entrebâillement de la porte. Vous vous regardez dans le miroir éclairé, longtemps.

Je vous aide à revenir vers le fauteuil, vous vous accrochez à mon bras, vous vous asseyez. Vous mettez vos lunettes, vous prenez la jupe écossaise et vous dites : Il faut que je répare cette jupe. Je vous donne une aiguille enfilée. Vous cousez, les gestes sont lents et appliqués. Je vous regarde, vous dites : J'ai toujours eu un peu de mal avec la couture, mais avec le temps j'y arrive.

Je vous embrasse.

Vous laissez la jupe par terre, et puis vous vous endormez dans le fauteuil.

Vous vous réveillez. Vous mangez avec toujours une certaine mauvaise humeur contre la table à roulettes. Vous dites : Ce n'est pas possible, on ne peut rien faire, on ne peut pas écrire avec une table pareille, elle vous quitte les mains, les Américains sont des gens incroyables, c'est comme ça chez eux, pas de table pour écrire.

Je vous dis que *Des journées entières dans les arbres* est programmé ce soir au Ciné-club d'Antenne 2. Vous dites : La seule chose qui compte c'est la folie, ne pas avoir peur de l'égarement de soi.

Vous vous endormez.

Visite de J. F. Il vous fait marcher jusqu'à la porte de la chambre. Vous marchez sans vous tenir au mur. J. F. dit que tout se passe bien, que les somnolences sont dues aux anxiolytiques.

Vers neuf heures vous vous endormez. L'infirmière me dit que la piqûre de tranxène sera faite plus tard.

Je regarde Madeleine Renaud danser avec son fils, s'endormir à table, fatiguée par l'immense voyage pour revoir ce fils avant de mourir. Bulle Ogier regarde cette femme jusqu'à la douleur, avec des larmes au bord des yeux, le piano joue cet air simple, poignant, de votre enfance.

Samedi 30.

Je reviens vers vous. Vous vous habillez, vous mettez des bas, je vous aide à peine.

Vous vous souvenez du mécanisme de la marche, vous avancez jusque dans la salle de bains. Je vous regarde marcher, je vous laisse aller, le pied droit reste quelques secondes dans le vide et puis se pose. Le corps est raidi par l'effort. Vous parvenez à revenir vers le lit.

Le tranxène du matin est supprimé.

Téléphone de J. D., vous dites : Est-ce que tu as vu mon film sur la choucroute.

Rire général.

Vous vous endormez, je continue la lecture de *Martin Eden*.

Vous vous réveillez, vous dites : L'été, j'aime bien le lait avec de la glace à la framboise. Ici, les langoustines c'est rare.

Je souris, je dis que je peux vous en acheter. Vous dites que ce n'est pas nécessaire.

Je vous embrasse. Vous dites : Si je meurs cette nuit,

n'oubliez pas de prendre les bijoux dans le coffre de l'hôtel.

Trois heures du matin, le téléphone sonne, c'est vous. Vous dites : Je suis tombée, j'ai très mal. J'entends votre voix de petite fille, très faible, comme détimbrée, au bord des larmes. Vous dites : Je sais que vous êtes parti pour Boston. Je dis que non, je dis : Ecoutez, c'est moi qui vous parle, je suis rue Saint-Benoît. Silence et puis vous dites : Dors bien.

J'appelle l'hôpital, l'infirmière me dit que vous dormez.

Dimanche 31 octobre.

Le garçon du Bonaparte me demande de vos nouvelles. Il dit m'avoir vu dans son quartier, à Neuilly. Je dis que j'allais faire une course, que d'habitude je ne fréquente jamais ce quartier. C'est la première fois qu'une indication pourrait lever l'anonymat du lieu. Votre fils ne sait même pas où vous êtes, personne ne le sait.

J'arrive à onze heures. Vous mangez, vous dites : Ce n'est pas bon, c'est toujours dégoûtant. Vous mangez cependant. Vous dites : Les médicaments m'empoisonnent, il me faut des protéines.

Vous regardez la bouteille d'eau minérale, vous dites : Regardez, ces parapluies, ces ombres vertes qui se déplacent dans la bouteille, ce sont des poissons.

Vous dites : Je veux deux œufs à la coque, il n'y a que ça que j'aime, par-dessus tout.

Vous dites : Les poissons sont dans la source, ils ont découvert ça, qu'on pouvait les laisser dans l'eau, ils se remplissent d'eau, on les boit avec l'eau.

Du lit à la salle de bains vous avancez pas à pas, dans la terreur.

Le mouvement de la fourchette vers les lèvres est hésitant. Je vous regarde, je vous laisse faire.

Vous vous endormez, la fourchette dans la main.

Je fais couler de l'eau tiède dans la baignoire, je lave vos cheveux, votre corps. Je mets une crème hydratante sur votre visage. Vous dites : Ça suffit comme ça, rentrons à la maison.

Je vous donne un verre de lait sucré. Vous vous endormez.

Vous dites : J'ai envie d'un verre de vin. Vous dites : Je ne vous le dis pas chaque fois, je ne veux pas vous faire de peine.

Je vous embrasse. Je vois le désarroi étendu sur le lit.

Martin Eden publie son premier livre, il aime toujours Ruth.

Le soleil arrive dans la chambre, vous en êtes recouverte. Je ferme les rideaux. Vous dormez.

On vient nous chercher pour l'échotomographie. Vous vous allongez sur la table, je vois sur l'écran comme un paysage volcanique, noir et blanc. Vous fermez les yeux. Je ne comprends pas ce qui se passe, je n'ose rien demander au médecin. Vous dites : Maintenant il y a des femmes médecins, c'est bien. Je devine votre foie sur l'écran. Vous ne demandez pas de quoi il s'agit, vous vous laissez faire.

Lundi 1er novembre.

Les infirmières vous ont trouvée dans la salle de bains

couchée sur une serviette, nue. Vous ne vouliez plus quitter cet endroit. Il était trois heures du matin.

J'entre dans la chambre. Votre visage est décomposé, peut-être est-ce ce sommeil si long, peut-être est-ce l'effort démesuré que l'organisme fait pour résister à la masse des anxiolytiques. Le ravage m'épouvante. Seule la douceur des traits se voit encore.

Vous refusez de manger, vous vous rendormez.

Je ne comprends plus comment vous allez faire pour sortir de cet état. Les doses d'anxiolytiques sont-elles trop fortes ? Les médecins vont vous tuer, je crois qu'ils ne le savent pas. J'ai oublié le commencement de la cure. Depuis quand sommes-nous dans cette chambre ? J'oublie tout. Je vois seulement l'abrutissement augmenter de jour en jour, les visions devenir de plus en plus fréquentes. Vous ne quittez presque plus jamais cet état effrayant.

L'espace et le temps disparaissent et pour vous et pour moi. La télévision reste fermée, vous ne demandez plus aucune nouvelle, pas même de votre fils. Ma présence vous paraît évidente.

Dans la chambre vous êtes toujours encore plus seule. Vous savez que je suis là, près de vous, il en est ainsi depuis l'été 80. Nous délaissons le monde, nous sommes dans l'oubli. Il en est de vous comme de moi, de ce lien qui nous retient, de ce va-et-vient constant entre la vie et la mort. Vous êtes ma préférence absolue, désormais inévitable.

A Neuilly vous êtes perdue avec moi.

Vous vous réveillez, vous dites : Jamais plus je ne

pourrai marcher, jamais je ne retrouverai mon état d'avant. Tout est fini.

Je dis : Ce n'est pas vrai, vous le savez.

Vous n'écoutez pas, vous n'entendez pas, vous regardez dehors, cette rue déserte.

Le visage est lisse, les yeux sont fermés. La main gauche est nue, posée sur le drap. Vos lèvres sont roses. Je vois le méplat de la joue gauche apparaître. Autour du bras, les bracelets. La couverture blanche recouvre le mouvement régulier du corps. Vous dormez.

Je vous regarde longtemps encore, je vous reconnais depuis le premier jour, depuis cet après-midi d'hiver après une lecture inachevée d'un livre de vous, j'avais vingt ans. Vous êtes la même, ici aussi. Rien ne peut atteindre l'idée de vous.

Vous êtes là devant moi, partie vers quel désir, vers quelle histoire, éloignée loin de moi. Moi, je vois le frémissement de vos paupières. Pour moi seul vous êtes vivante.

Le soleil vient vers nous, je ferme les rideaux.

Votre unique occupation est le spectacle de la rue. Vous dites : Ici, c'est trop calme, les gens ne savent pas à quel point c'est ennuyeux les endroits retirés.

Vous regardez la rue bordée d'arbres, vous dites : J'aime les fenêtres que l'on peut ouvrir, je ne peux pas m'habituer à l'air conditionné. Je fuis l'Amérique à cause de ça, l'air manque partout.

Vous dites : Quel spectacle, venez voir, ils sont tous déguisés, tout le monde est en smoking.

Je regarde le bal.

Vous dites : C'est la première version d'*India Song*.

Ils sont arrêtés dans un baiser, la chambre est éclairée de l'intérieur, dans l'autre sens.
Vous vous rendormez.

Visite de J. F. Il annonce la diminution des anxiolytiques. Sourire, le visage inondé du bleu des yeux.

Vous mangez un peu de purée et une compote de pommes, vous dites : Aujourd'hui, ça peut aller. Mais à Paris c'est quand même meilleur.
Vous dites : Regardez Michael, il est habillé en bédouin, il se cache derrière les rideaux, sous les rouleaux de tapis. Personne n'a le droit de venir me voir, alors lui, il se déguise, il joue la comédie pour me voir.
Vous demandez : Qu'est-ce que vous écrivez ?
Je dis que je prends des notes sur les journées de Neuilly.
Vous dites : Je ne souffre pas du manque d'alcool, c'est l'idée.
Le Jeune Attaché danse avec elle, celle habillée de noir. Les roses se fanent sur le piano ouvert. L'Inde, il ne supportait pas.
Vous dites : Regardez l'arche gothique dans la rue, cette statue au milieu de l'arche, c'est curieux, on dirait Michael. C'est peut-être encore un tour de Michael.

Visite de J. D. Vous dites : Il y a des années que je n'ai pas pris un avion en payant ma place. Je suis tout le temps invitée, partout, dans le monde entier.
Nous rions tous les trois. J. D. parle de son voyage en

Afrique. Vous ne résistez pas, vous vous endormez, la tête penchée sur la table.

Dix heures, j'appelle l'hôpital. L'infirmière me dit que vous dormez, que vous vous réveillez de temps en temps, confuse, c'est le mot employé à l'Hôpital Américain.

Mardi 2.

Les infirmières racontent : Cette nuit vous vous êtes levée, vous êtes sortie dans le couloir, vous étiez très violente. Vous vouliez me rendre visite. Il a fallu beaucoup de temps pour vous ramener dans la chambre. Les infirmières vous supplient de sonner, mais vous n'entendez pas, vous ne voulez pas.

Les ridelles ne servent à rien du moment qu'elles n'entourent pas complètement le lit. Vous vous glissez hors du lit par l'espace laissé libre. Vous trouvez l'issue pour échapper aux barreaux. Tout le monde redoute une chute. Avec la nuit, cependant, la notion de l'espace revient, puisque vous pouvez vous lever et marcher. L'idée de vouloir vous sauver me plaît, malgré ma peur.

J'entre dans la chambre. Le sommeil est épais, lourd, comme l'aboutissement d'une fatigue ancienne. Votre visage est détendu, le corps respire largement, régulièrement. Vous n'entendez pas les grincements du fauteuil dans lequel je suis assis.

Ce matin Madeleine Renaud m'a téléphoné. Elle dit : *Savannah Bay* c'est un duo d'amour, elle dit qu'elle vous aime. Elle ne sait pas que vous êtes à Neuilly. Elle voudrait que vous lui expliquiez *Savannah Bay*.

Vous dites : Cette femme est une comédienne de génie. Je vais lui raconter une histoire d'amour, tout sera clair.

Vous ne mettez plus jamais vos lunettes, je le remarque seulement maintenant. Elles sont sur la table de nuit, près de l'agenda rouge.

Vous vous rendormez.

Je vous dis : Pour aller à Neuilly, je prends le 82. Le terminus c'est l'Hôpital Américain. C'est écrit en lettres noires dans un rectangle blanc. C'est éclairé la nuit. A la porte Maillot, presque tout le monde descend. Boulevard Victor-Hugo, je suis seul à descendre.

Vous dites : Quelle lumière merveilleuse. Vous vous rendormez.

Je vous dis : Pour rentrer, je prends un taxi. Les chauffeurs ne parlent pas, comme s'ils prolongeaient le silence obligé des couloirs. Chaque soir l'itinéraire est différent, chaque soir je pars avec vous, nous découvrons les lumières de la ville, vous dites : Ici, ce n'est pas la France. Quand la voiture évite les Champs-Elysées nous pleurons.

Martin Eden gagne beaucoup d'argent, la gloire tombe sur lui. Il aime toujours Ruth.

Vous n'entendez pas ce que je vous dis, vous dormez.

Dans la cour intérieure de l'hôpital, je vois une camionnette grise, les deux battants de la porte arrière sont ouverts. A l'intérieur il y a cinq cercueils serrés les uns contre les autres, la couleur du bois est la même. Deux hommes en costume gris chargent un sixième cercueil. Les portières claquent. La voiture disparaît.

Je continue la lecture, je chasse l'image des boîtes closes.

Vous dites : Cette nuit j'étais allongée dans une baignoire, nue. J'étais bien. La blancheur de la baignoire prenait des formes bizarres. C'est devenu un cercueil blanc. On aurait dit une vitre, je me voyais à l'intérieur. J'étais tranquille. Les infirmières n'ont pas voulu que j'y reste, elles m'ont forcé à sortir.

Silence.

Vous dites : Vous savez, je suis très avertie de ces choses-là.

Sourire.

Vous dites : Vous n'avez pas l'air de comprendre, je vais vous faire un dessin, donnez-moi une feuille.

Vous tracez des traits, une sorte de parallélépipède imparfait. Vous dites : C'est là que j'étais cette nuit, dans cette chose blanche.

Nous regardons ensemble le dessin, vous souriez, vous vous rendormez.

Déjà les infirmières sont habituées à moi, elles savent dans quelle chambre je séjourne. Je connais les horaires du bar, le prix du sandwich au gruyère, les allées et venues des femmes en blanc. Je fume une cigarette au bout du couloir, là où il y a un tableau : une jeune femme vue de dos près d'un palmier en plastique vert. Par la fenêtre on peut voir l'aile gauche du bâtiment, les mêmes rideaux bleus, le même lit, on devine les mêmes rumeurs au loin. Je suis au centre de l'hôpital, dont la forme serait un Y.

Devant moi la rangée des portes fermées. Le numéro 2327 est à l'autre bout du couloir, hors de ma portée, j'aperçois le rectangle aminci, je sais que vous êtes là-bas, tous les autres numéros sont inconnus.

Je marche vers la chambre, j'ouvre la porte, je vous vois dormir, votre corps est sans défense, à la merci des anxiolytiques. La splendeur effondrée sur le lit est à peine encore en vie. Votre corps est livré à d'autres mains, des mains étrangères, il est devenu intouchable. Votre corps habite les draps blancs.

Le soleil traverse la brume et pénètre dans la chambre.

Vous êtes submergée par vous-même, votre personne est séparée de vous et de moi, nous sommes tous les deux dans cette déchirure insondable.

Sur le fronton de l'hôpital, je lis : American Memorial Building.

Je ferme les rideaux.

A votre insu vous résistez. Vous regardez la clarté de la nuit. Vous êtes ici encore dans une fidélité à vous-même.

Dans le couloir, pas de malades, très peu de visiteurs, pas de passants. Une femme en manteau de fourrure sort d'une chambre, elle marche d'un pas décidé, elle va au théâtre. J'entends parler anglais avec un accents américain, arabe, italien. Ce sont des touristes milliardaires venus ici pour un bilan de santé. Le personnel est lui aussi international : jeunes femmes anglaises, toutes de passage, sauf une qui est de Budapest, très blonde. Elles écoutent ce que vous leur dites avec un égal sourire. A chacune vous demandez de quelle région elle vient. Vous, vous dites : Ici on est en Suisse, à Zurich.

Vous fixez un point du mur, vous dites : Pourquoi passez-vous des journées entières dans les terrains vagues ? Ce n'est pas possible de vivre toujours comme ça, dans ce vague, dans une confusion effrayante.

Vous vous rendormez.

La chambre est celle d'un hôtel au bord d'une autoroute.

A six heures vous vous réveillez. Vous mettez le pull rose, vous dites : J'aimerais bien faire un petit tour en bagnoul. Vous me regardez, vous dites : J'aime beaucoup le banyuls, vous savez. Sourire.

Vous mangez avec une extrême lenteur et puis vous cessez. Je vous donne le reste de la soupe à la cuillère.

Vous restez assise dans le fauteuil. Vous demandez du lait. On vous apporte un grand pot de lait chaud. Vous y mettez des petits morceaux de pain que vous laissez tremper. Vous ajoutez du sucre en poudre, vous mangez, vous dites : C'est exquis, ça me rappelle la guerre. Avec lenteur vous portez la cuillère à votre bouche. Vous dites : La guerre, c'est difficile pour une petite fille, vous savez.

Le lait coule sur le pull, vous continuez à manger, et brusquement les mouvements deviennent incertains, vous lâchez la cuillère, vous ne pouvez plus faire le moindre mouvement, vous êtes comme paralysée. Vous dites : C'est complètement délicieux ce plat, vous devriez goûter.

J'avale une cuillérée.

Vous finissez le pot, chaque geste est décomposé, l'effort est visible, considérable.

J. F. prescrit une perfusion, une encéphalographie et un scanner. Immédiatement vous dites : J'ai peut-être un cancer au cerveau. J. F. dit que non, en aucun cas.

Je vous regarde, je vous vois perdue. Je dis qu'une radio du cerveau ce n'est rien, que c'est courant maintenant. Vous dites : De toute façon on va voir.

Je laisse partir J. F. sans oser lui demander pourquoi il prescrit une encéphalographie.

Vous vous rendormez.

Je me dis que l'abrutissement n'est pas dû seulement aux anxiolytiques, qu'il y a peut-être quelque chose de plus grave. Enfin J. F. s'aperçoit de l'aggravation de votre état. Pourquoi avoir attendu si longtemps, pourquoi vous avoir laissée ainsi sans mesurer les effets des anxiolytiques ? Pourquoi y penser seulement aujourd'hui ?

Rue Saint-Benoît j'appelle J. F. chez lui. Il m'expose les trois hypothèses : ou bien votre état résulte d'une accumulation des médicaments liée à une mauvaise élimination et au reste d'alcool dans le sang, ou bien il s'agit d'un commencement d'atrophie des cellules du cerveau, ou bien, dernière hypothèse, une mise en scène de votre part n'est pas exclue. J. F. parle calmement, lentement.

Silence, et puis J. F. dit encore une fois : une mise en scène fabuleuse, jamais vue, est possible. Pour le moment on ne peut pas se prononcer, il dit qu'il faut vérifier toutes les hypothèses et que l'encéphalographie donnera un élément de réponse.

L'appartement devient plus désert encore, plus silencieux. Comme un creux soudain, devant moi.

Je prends deux comprimés d'équanil, je dis à voix haute : Tout est possible, vous êtes capable de tout. De tout inventer. Je ne crois plus rien, je sais que vous mentez, je sais que vous trompez tout le monde, même J. F. et J. D. Je crois encore que c'est vous, que c'est vous qui faites tout.

Une folle envie de vin rouge, d'aller dans un bar, de boire toute la nuit. Je veux tout oublier, Neuilly et vous, je veux être ivre jusqu'à vomir. Je ne veux plus rien, vous exagérez encore une fois, la comédie va trop loin, je ne sais plus quand elle cessera, je ne veux plus la suivre.

Minuit, j'appelle l'hôpital. L'infirmière dit que vous vous êtes réveillée vers les deux heures du matin, que vous êtes restée assise dans le fauteuil, face à la fenêtre fermée. Vous devenez violente quand on vous dit d'aller au lit. Je dis à l'infirmière de vous laisser là où vous êtes, je dis : Ne faites pas attention à cette violence, c'est sans méchanceté. Je résiste aux pleurs qui viennent, je dis : Surveillez la chambre de loin, soyez discrète. Je supplie, je dis : Parlez avec douceur.

Je suis devant le téléphone sans pouvoir parler. Et puis les larmes enfin. Toujours cette envie d'alcool.

Mercredi 3 novembre.

A onze heures j'appelle Neuilly. L'infirmière me dit que la nuit s'est bien passée, que vous vous êtes rendormie sans difficulté. Vous avez laissé l'eau couler longtemps et puis vous êtes revenue dans le lit, seule, sans que personne ne vous le dise.

J'entre dans la chambre, vous dites : Nous sommes en Suisse, je crois que tout se passe en Suisse. Je vois tout très clairement.

Vous mangez la compote de pommes.

Vous dites : Je le sais, cette nuit vous êtes allée à Boston avec une infirmière portugaise. Ce n'est pas la peine de mentir. Dites la vérité puisque je le sais.

Vous fixez la rue, debout contre la fenêtre, vous dites : L'infirmière est totalement nulle, cette nuit je faisais un petit tour dans une auto décapotable avec un jeune homme, j'étais très bien, on m'a dit de rentrer, c'est fou de voir ça, de ne rien comprendre à ce point.

Vous regardez cette rue interminable, ce spectacle par vous créé.

Je voudrais vous embrasser, vous serrer contre moi, vous porter loin de la chambre, dans un lieu inconnu, introuvable.

Je remarque une entaille sur votre jambe, sous le genou. L'infirmière me dit que vous êtes tombée cette nuit, sans doute à cause de la table à roulettes, cette table que vous détestez depuis le premier jour. La plaie est assez profonde mais sans gravité. J'ai peur des prochaines chutes.

Un léger tremblement du corps réapparaît. Vous n'appréciez plus les distances, chaque mouvement se fait avec une lenteur extrême, comme celui d'un enfant qui apprend à marcher, à tenir un objet.

Je vous donne à manger, je coupe très finement le blanc du poulet. Vous avalez avec peine. Votre main ne peut plus tenir la fourchette, elle reste inerte. Brusquement vous vous impatientez, vous dites : Ce n'est pas possible, tous les morceaux tombent sur moi, il faut faire comme pour les petits enfants, il faut essuyez la bouche avec le dos de la cuillère.

Je vous embrasse, je le fais, j'essuie votre bouche avec le dos de la cuillère.

Vous dites : Ça va durer encore longtemps tout ce cinéma, j'en ai assez, moi.

L'effort de déglutition est violent, à chaque bouchée c'est tout le corps qui bouge, comme dans une secousse irrépressible. Après, vous êtes épuisée. J'attends quelques secondes. Vous ouvrez la bouche, vous avancez les lèvres et vous prenez le contenu de la cuillère. Vous parvenez à presque tout manger.

Vous dites : Finalement, l'alcool c'est peut-être mieux que ça.

L'élocution se fragmente, je vous fais répéter, vous le faites sans impatience. Je réussis à comprendre. L'ordre des mots est parfait, seule l'écoute est difficile parce que la voix est devenue différente.

Je dis : On va aller à Trouville, on va faire des promenades en voiture dans la campagne vers Honfleur.

Vous ne répondez pas, vous vous endormez.

Je ne peux rien empêcher, les larmes reviennent. Je regarde la pendule carrée accrochée au mur du couloir. Les deux grandes aiguilles sont immobiles, seul le mouvement des secondes est visible. Tout se passe comme dans un film au déroulement ralenti, je comprends mal et pourtant tout est clair. Les images sont nettes, je ne reconnais plus que votre regard, celui du premier jour en été.

Je reviens dans la chambre, vous dites : Cette nuit, mon fils est venu me voir.

Vous dites : Les médecins ne savent pas où ils vont, on va finir par me trouver quelque chose de grave.

Vous vous rendormez.

Vous arrachez l'aiguille de la perfusion, vous dites dans le sommeil : J'en ai assez de tout ça, je veux qu'on me laisse tranquille.

L'infirmière remet une nouvelle aiguille dans l'avant-bras droit.

Vous vous plaignez, vous dites : J'ai mal partout dans la tête.

Nous allons faire l'encéphalographie. Un brancardier vous transporte dans une chaise roulante. Nous traversons les couloirs à vive allure, j'ai de la peine à suivre. Vous dites : Monsieur, il faut conduire moins vite, il faut vous calmer, un jour vous allez tuer quelqu'un.

Sourire imperceptible.

Nous attendons dans une pièce peinte en jaune clair. Au mur il y a une affiche, c'est un palmier : Agadir.

Vous fermez les yeux, je fume une cigarette.

J'aide le médecin à vous hisser sur la table trop haute et trop étroite. Vous dites : Cette table non plus on ne peut pas la garder.

L'assistante pose sur votre tête un casque en plastique, elle branche les électrodes. Vos cheveux se couvrent de sel, ils deviennent humides, une eau noire coule sur votre front. Avec un mouchoir en papier j'essuie ce qui risque de toucher vos yeux.

Le médecin demande le silence complet pendant toute la durée de l'examen. Vous dites : Personne ne me parle sur ce ton.

La machine se met en route, vous dites : Alors, je ne dois pas parler du tout ?

Impatience. La machine revient au point de départ.

Je vous dis : Ça ne sera pas long, ne parlez pas, il le faut.

Vous fermez les yeux.

Le papier avance, il se déplie lentement, les traits d'encre s'inscrivent sur le papier. J'essaie de déchiffrer quelque chose. Les courbes sont illisibles, très fines, l'encre est bleue.

Assis sur un haut tabouret le médecin surveille le défilement. Tout semble fonctionner normalement.

Vous restez les yeux fermés.

Devant moi, la graphie de votre cerveau.

Aucun regard ne se pose sur moi.

Le papier blanc, épais, avance toujours à la même vitesse et le dessin se construit.

A intervalles réguliers le médecin frappe sur la table métallique avec une règle : Vous ouvrez les yeux, vous fermez les yeux, vous ignorez ce qui se passe, pourquoi on vous réveille.

Je regarde votre visage sous les lignes bleues, vous, enfermée dans le dessin qui se fait de vous.

Le papier tombe en plis de l'autre côté de la machine.

Je supplie le regard du médecin : Aucun signe, rien.

Les stylets cessent brutalement. Le médecin coupe le papier.

Vous ouvrez les yeux, vous descendez de la table, vous dites : Quelle chaleur.

Vos cheveux restent plaqués, collés par paquets.

Déjà une autre personne entre dans la pièce et nous, nous repartons vers les couloirs, l'ascenseur, les couloirs, le même brancardier affolé. Vous dites : Quelle histoire. On nous dépose devant le 2327.

Vous vous asseyez dans le fauteuil, vous dites : Je vais vous dicter quelque chose, prenez du papier.

Vous dites : A Maître C., notaire à Uzès. Don automatique de 30 000 francs pour un lot à bâtir réservé à Yann.

J'écris. Je vous demande ce qu'il faut faire des bijoux. Vous dictez : Je donne mes bagues à mon fils, et puis revoir le local de la rue Jacob, éventuellement pour Yann.

Je note. Vous regardez dehors.

Je dis : Cessez cette comédie de la mort. Vous ne mourrez pas cette nuit, vous le savez.

Vous dites : Qui vous parle de deuil ? Moi, je vous parle de gaieté-lyrique. Allons, continuez à écrire.

Je note : Je confie entièrement la responsabilité de mes textes à Yann Andréa.

Vous vous endormez dans le fauteuil.

Je sors dans le couloir fumer une cigarette. Je revois les lignes bleues, la partition inachevée. Personne ne peut savoir, le secret est inviolable, inconnaissable. Le mystère restera entier. Je sais que la fin n'est pas dite, que rien ne peut se prévoir, que l'idée même de la fin n'est écrite nulle part. L'écriture bleue ne signifie rien, quel que soit le résultat de l'examen.

Je sais. Il n'y a que moi qui sache : que vous défaites

tout ce que vous faites, que vous inventez à chaque instant un présent. Je sais que l'encéphalographie ne sert à rien.

Vous écrivez un simple mot et le point recule l'infini de la phrase. Vous faites, à chaque ligne, avancer le livre. Le transport est infime et évident. Il suffit de lire, d'entendre les mots et la séparation entre eux.

A chaque page vous passez outre. La puissance du mot vous échappe à vous aussi, elle traverse la page et elle se pose là où vous ne savez pas. L'onde portée dans l'espace de la feuille est continue. Personne ne peut savoir, personne, même vous, d'où vient son innocence.

Je rentre dans la chambre, vos yeux sont fermés, les bras sont abandonnés, hors du fauteuil. Vous êtes là, l'esprit reposé, sans descendance possible, à vous seule le contenu millénaire du génie, à vous seule vous-même.

Je mets la couverture blanche sur vos genoux, je recouvre les jambes, je ne laisse aucun espace exposé à la fraîcher de l'air, je vous embrasse, je vous garde, vous ne le savez pas, vous dormez.

Nous faisons quelques pas dans le couloir. Vous marchez sans difficulté, vous vous tenez à mon bras.

Assis devant une porte, un monsieur attend. Vous lui demandez ce qu'il fait ici. Il répond en italien que sa petite fille vient d'être opérée. Vous dites : Quanti anni ? Il répond : Uno. Vous dites : Quel malheur, si jeune.

Vous dites : D'où venez-vous ? Il dit être lybien. Vous faites une grimace, vous dites : Je n'aime pas du tout Kadhafi.

Nous marchons jusque dans la chambre, vous me donnez

le bras, mais déjà vous êtes fatiguée. Vous vous allongez sur le fauteuil. Vous fixez le néon au-dessus du lit, vous dites : C'est l'océan Pacifique. Avec une légère toile de gaze, ce serait très beau.

Je vous embrasse.

Jeudi 4 novembre.

Vous dites : D'où sortez-vous, de quels bordels venez-vous ?

Je vois vos affaires de toilette rangées sur la table, près de l'agenda et du carnet de téléphone vert. Les deux jupes et la veste grise sont pliées. Vous dites : Tout est prêt, on peut filer.

Vous mettez vos lunettes, vous dites : Allez chercher la voiture, ne restez pas là à me regarder, ce n'est pas le moment.

Je dis que la voiture est au parking sous le Flore.

Vous dites : Quelle stupidité, un endroit pareil. Je vous ai pourtant bien dit de venir avec l'auto. Vous ne pensez à rien, ce n'est pas possible de vivre comme ça.

Vous allez vers la fenêtre, vous vous accoudez sur le rebord de la climatisation, vous êtes dehors. Vous dites : Regardez la vache noire d'Abyssinie à l'angle de la maison. Sur le toit il y a une femme en bleu, elle guette la nuit et le jour, tout le temps. Regardez le lit Empire, faux style américain, dans le bas des arbres, et ce chien dans le coin de la fenêtre, à gauche.

Je dis : Je ne vois rien.

Vous dites : Vous, vous ne pouvez pas voir des choses pareilles. Mais essayez quand même, suivez l'angle du toit jusqu'en bas de la maison, vous verrez des choses inouïes. Venez à ma place, là où vous êtes vous ne pouvez pas voir ce que moi je vois.

Je vais à votre place, vous m'indiquez la direction, je dis : C'est beau.

Vous regardez encore longtemps la maison sans rien dire, dans la même position. Vous êtes devant une mise en scène qui se transforme dès que les yeux bougent. Vous voulez faire connaître cet immense tableau à d'autres, à moi.

Vous dites : Il y a tellement de choses à voir, on est débordé.

Vous vous endormez. Jusqu'à huit heures vous dormez sans tranxène.

Vous vous réveillez, vous parlez beaucoup, sans effort, très clairement. Vous vous habillez seule, vous mettez le pull rose.

Vous dites : Regardez la tête d'homme coincée entre les deux maisons, là, entre les deux murs. Et la vache d'Abyssinie, très belle, noire, immense, à l'angle de la maison.

Je dis : C'est une peinture de Lascaux.

Vous dites : Oui, c'est ça, exactement. C'est curieux quand même.

Michael Lonsdale apparaît dans le coin de la chambre, du côté de la télévision. Vous dites : C'est Michael habillé en chanoine. Vous ne pouvez pas voir ça tout seul, c'est impossible, venez près de moi.

Je viens tout près de vous, vous me montrez l'endroit, l'angle précis entre le haut de la télévision et le mur.

Nous regardons.

Vous mangez un pamplemousse, vous dites : Des pamplemousses comme ça, roses, je les appelle des Sékoutouré.

Eclat de rire.

Vous dites : Cette femme en bleu a l'air d'une amante délaissée, une amante pour rien, comme faite pour les peintres.

Un gros chat noir traverse la chambre.

Vous dites : Regardez les toits des maisons descendre et monter, je me demande si une fois ils vont s'ajuster complètement. C'est un phénomène curieux.

Accoudée près de vous, je regarde.

Vous dites : Je n'ai pas peur.

Vous dites : Où sont les anciennes ordonnances ? J'ai besoin de somnifères pour le voyage.

Vous mangez le pamplemousse, vous tenez la fourchette et le couteau sans difficulté, les gestes sont redevenus appliqués, toujours ralentis.

Vous dites : Vous, vous serez toujours un esprit désordonné.

Piqûre de tranxène.

La démarche devient cahotante, vous ne pouvez pas aller jusqu'à la salle de bains, je vous y porte. L'élocution se brouille, l'ordre des mots reste cependant intact.

Vous avez accepté la perfusion à la condition que je sois là, assis près de vous. Il est quatorze heures. Vous somnolez, la respiration est régulière.

Vous dites : Combien payez-vous votre chambre d'hôtel,

vous ? Je dis : Cinquante francs. Vous dites en souriant : Ce n'est pas cher, ça peut aller. Moi, c'est très cher.

Vous dites : On va aller faire un petit tour. Allez prendre l'auto.

Vous vous endormez.

Ciel gris et bas sur Neuilly. Calme parfait. Tension : 14.

Vous vous réveillez, vous dites : Maintenant il faut partir, j'espère que toutes vos affaires sont prêtes. Allez chercher la voiture, je vous attends ici.

Je dis que la voiture est en panne.

Vous dites : C'est à cause de vous que je suis ici. Vous mentez tout le temps, du matin au soir, vous me trompez depuis le premier jour. Je sais tout. Inutile d'insister.

Le flacon d'ornicetil se vide.

Vous dites : Enlevez tout ça, ce n'est pas la peine, rien ne sert à rien. Aller chercher la note.

Je descends dans le hall, le comptable me donne une grande feuille blanche détaillée par l'ordinateur.

Je remonte au troisième étage par l'escalier. Je dis : Ça fait un million pour la semaine. Vous dites : Ce n'est pas cher, ça peut aller.

Sourire.

Vous ne voulez plus de l'eau minérale donnée par l'hôpital, vous dites : Je veux de la Badoit, pas de cette eau épouvantable réservée au peuple.

Sur le toit une tête d'oiseau regarde un homme empaillé.

Vous êtes à la fenêtre, la veste grise sur vos épaules. Vous dites : Regardez l'homme coincé dans l'angle droit de la maison, il est fixe, c'est peut-être une statue.

Vous dites : Ce serait bien d'aller faire un petit tour en auto.

Vous dites : Neuilly, c'est le grand périmètre.

Et, tout à coup, dans la chambre un parapluie près d'un chien.

Vous dites : J'ai des projets, je vais faire des chemises de nuit pour ne pas avoir froid, ça occupera l'hiver.

Visite de J. F. Test des réflexes avec un petit marteau en acier. Les réactions sont parfaitement normales. Vous vous laissez aller à ce jeu.

Vous dites : Si j'avais su, je ne serais pas venue ici, ça ne vaut pas le coup.

Vous dites : J'ai envie d'un verre de vin.

Silence.

Vous dites : Je veux bien un verre d'eau de Vittel.

J. F. nous laisse.

La lenteur des mouvements revient, le rythme syncopé des phrases. Vous restez assise sur la chaise, anéantie.

Vous avalez très lentement, l'effort est toujours considérable. Je vous donne le reste de la soupe, vous avalez dans le dégoût, mais vous le faites, vous absorbez ce qu'il faut pour subsister.

Je ne sais plus quand nous sommes arrivés ici, ni quand nous allons en sortir. Cette incertitude va-t-elle cesser ? Comment physiquement est-ce possible ? Vers quoi allez-vous ? Je ne vois pas la fin, le dénouement de l'histoire. Les médecins doivent mentir. Personne ne sait, pas même vous.

Tranxène du soir.

Vous regardez la télévision, vous ne faites aucun commentaire. Vous vous endormez.

Je rentre rue Saint-Benoît. Votre fils téléphone. Je lui dis que la situation est moins bonne que celle de la semaine passée. J'essaie de le rassurer sans lui cacher la vérité. Je veux qu'il sache, même d'une façon atténuée, ce qui se passe. C'est aussi une manière de nous rejoindre à partir de cette séparation, de l'absence de vous.

J'appelle J. D. Il confirme l'état extrêmement grave de votre foie. Le taux d'alcool dans le sang, sous forme d'ammoniaque, s'est brutalement élevé, sans raison apparente. J. D. me demande si je ne vous donne pas du vin. Je dis que non. Une enquête dans le service du troisième étage est ordonnée, le résultat sera négatif. Tout le monde a soin de vous.

J. D. dit que la suite de la cure va être difficile. Il dit : On est sur la corde raide, le foie est presque incapable de supporter le traitement, et pourtant c'est le seul possible.

C'est comme un évanouissement, je veux tout abandonner. Je ne comprends plus. Comment vous suivre encore ? Quelque chose ne fonctionne plus, il s'est produit comme un arrêt dans le déroulement de la cure, un dérapage imprévisible. Peut-être une volonté de vous, un désir d'en rester là.

Les médecins contrôlent-ils encore la situation ? Comment faire pour vous contrôler, vous, cette force inerte dans le lit blanc ?

Vous êtes la seule à pouvoir faire quelque chose. Il suffirait que vous le vouliez. Mais vous vous taisez, vous dormez, vous racontez des histoires, vous ignorez Neuilly. Vous vous délaissez comme au bord inconnu de vous.

Vendredi 5 novembre.

J'arrive dans la chambre, vous êtes debout, habillée, vous dites : Vos nuits, vous les passez où ?

Vous dites : Je vous ai appelé cette nuit, vous n'étiez pas là.

L'infirmière me confirme votre appel vers trois heures du matin. Je dis n'avoir pas entendu la sonnerie du téléphone.

Vous dites : Je ne comprends pas comment on peut vivre comme vous le faites, d'une manière aussi veule, mieux voudrait vous tuer.

Je ne réponds pas, j'évite à peine les larmes.

Pour la première fois vous cherchez quelque chose dans le sac noir, vous vous souvenez de l'existence de ce sac. Vous en videz tout le contenu sur le lit, vous dites ; Il est temps que je reprenne les choses en main.

Les infirmières me racontent : cette nuit vous vous êtes levée, vous appeliez mon nom dans le couloir. On vous a reconduite dans la chambre, c'est à ce moment que vous avez voulu me parler. L'infirmière a fait le numéro de téléphone de la maison, vous ne l'aviez pas oublié. Vous avez dicté les chiffres sans une hésitation.

Vous dites : Tout ce que les infirmières disent est faux. Tout le monde ment, il ne faut pas les écouter.

On redoute les chutes, les blessures, on dit que les

ridelles sont insuffisantes. On parle d'une garde privée pour vous surveiller.

Vous dites : Ici, la ville, c'est Ulrich.

Je dis : Agatha n'est pas ici, elle est partie loin de l'Europe.

Vous ne répondez pas, vous n'entendez pas.

Vous mangez, vous vous endormez.

Vous refusez la perfusion d'ornicétil, vous faites téléphoner à J. F. pour savoir ce que c'est. J. F. dit que ce sont des vitamines. Vous acceptez la perfusion. L'infirmière cherche une veine. Vous dites : Quand je serai morte, il ne restera plus que des veines ce n'est pas mal non plus.

Le goutte-à-goutte recommence, vous vous endormez.

Ciel gris, lumière cachée. Le gris est uniforme, fondu à la blancheur du ciel.

L'équanil remplace le tranxène.

Vous dites : Ces femmes qui choisissent le métier d'infirmière me dégoûtent.

Dans la rue que vous regardez plusieurs arbres sont déjà sans feuilles, l'hiver vient, le froid est là.

Martin Eden ne sait plus quoi faire, il veut voyager, quitter, tout laisser. Il se demande où aller dans le monde, où fuir.

Vous vous réveillez, vous secouez les couvertures, vous dites : Il faut enlever toute ces bêtes rondes.

Dans le lavabo de la salle de bains, je lave la chemise de nuit bleue. Je vous entends crier : Les bêtes envahissent tout.

Vous jetez la couverture blanche par terre, vous dites : Quel marasme.

Sur votre demande je vous lave le corps et les cheveux.

Journal télévisé de vingt heures. Mort de Tati. Vous n'avez pas entendu, semble-t-il.

Vous chassez les bêtes rondes avec les deux mains, vous dites : Sur votre front il y a une tache noire, allez vous laver, avec du savon ça doit partir.

Je fais couler l'eau, je me regarde dans le miroir, je passe la main sur mon front.

Vous dites : C'est toujours là, frottez plus fort.

Vous allez vers la salle de bains, j'ai peur d'une chute, je vous laisse aller cependant. Par la porte entrouverte je vous regarde, vous restez un long moment devant le miroir, vous découvrez un visage, le vôtre, vous touchez ce visage comme si vous le caressiez.

Vous me demandez un rouge à lèvres, le rose pâle.

Je viens près de vous et sans cesser de vous regarder dans la glace je colore votre bouche. Vous figez votre image dans un sourire fixe. Je vous regarde dans cette image.

Vous retournez au lit sans tenir mon bras, vous vous endormez.

A la télévision : la chanteuse se déplace par secousses, avec dans la voix les traces d'un adieu. Et puis la main disparaît dans l'éclat du spot, les quelques notes aussi, et cet amour de rien, ce velours élimé. Je revois les nuits passées dehors, dans les bars que nous ne quittons pas.

Endormie, les yeux fermés, vous dites : Je n'aime pas beaucoup cette femme qui chante, je ne sais plus qui c'est, la télévision devient de plus en plus mauvaise.

Le public acclame la star. Le rideau rouge se referme sur elle, cette voix disparue.

Je vous regarde dormir, le corps est calme, la couleur de votre chemise est celle de vos lèvres, un même rose à peine marqué.

Je pars sans vous embrasser.

Rue Saint-Benoît, Ciné-club : *India Song,*

Le soleil disparaît. Le chant de la mendiante commence. Comme au premier jour je suis dans l'enchantement, dans l'émotion contenue par les larmes. Comme lui, le vice-consul de France, j'écoute India Song.

Anne-Marie Stretter respire l'odeur des roses, elle part lentement vers la lumière et puis elle pénètre dans le noir.

Je connais par cœur l'ennui de la mousson, celui des dimanches, et que les colis de livres arrivent de France à son nom.

Il la regarde, il ne voit qu'elle, cette femme morte habillée de rouge. Ils dansent.

J'écoute votre voix, vous dites que des touristes de Ceylan dansent à l'autre bout du hall, et puis la carte bleue recouvre les amants. Le piano reste ouvert, les voix se taisent. Au loin, la rumeur du Gange.

J'appelle Neuilly, vous dormez.

Samedi 6 novembre.

Sur la table de nuit, le bracelet de jade est en trois morceaux. Je dis : Le bracelet est cassé. Vous dites : Il était fêlé depuis longtemps, depuis des années, vous ne pouviez pas le savoir.

Vous dites : Il faut enterrer le bracelet. Ma mère m'a raconté l'histoire, j'étais encore une toute petite fille.

Je dis que ce sera fait, que le bracelet sera enterré ce soir.

J. D. arrive avec un bouquet de mimosa.

Vous êtes allongée, habillée, vous semblez dormir.

Je descends avec J. D. prendre un café. Il m'explique : le foie est dans un tel état qu'il ne parvient pas à éliminer l'alcool et les toxines médicamenteuses. Le mélange des deux éléments provoque des effets catastrophiques, en particulier cette somnolence invincible. Il dit que même lui ne pouvait pas prévoir une situation aussi grave.

Je dis : Pourquoi ne pas arrêter le traitement ? J. D. dit que ce n'est pas possible, que l'on risque de provoquer un delirium et de devoir tout recommencer.

Nous remontons au 2327.

Les difficultés pour marcher, pour parler, s'accentuent encore. Vous reconnaissez à peine J. D. Vous ne faites même plus l'effort de parler, vous ne pouvez plus le faire. Vous êtes au bout de vous-même, dans une confusion phénoménale. Vous dites quelques mots inaudibles.

J. D. ne montre rien. Je perçois la volonté de paraître souriant, et pour vous et pour moi.

Je vous dis : Cette nuit, vous avez encore appelé dans le couloir, vous êtes encore restée assise dans le fauteuil une partie de la nuit.

Vous ne répondez pas.

La chambre est davantage surveillée, la nuit surtout, quand je ne suis pas là.

Vous dormez.

Je revois *India Song*, vous à Neuilly, moi là-bas, dans cette lumière si pâle. Je revois toutes les images, celles d'une histoire qui pourrait être inventée.

Et puis je ne vois plus rien, que vous, que votre corps terrassé sous la couverture blanche.

Je bois un express, je sens la fatigue, je suis heureux d'être dehors.

Puis je me souviens : je reviens vers la chambre.

Vous essayez de vous lever, il vous faut un temps très long pour aller du lit à la salle de bains, ce même parcours depuis le premier jour. Je vois la volonté de vaincre la distance, le mouvement du pied qui se lève et se pose pour avancer. Je sens l'effort de tout le corps.

Vous restez assise sur le rebord de la baignoire, épuisée.

Depuis deux jours et deux nuits vous êtes incontinente, vous ne le supportez pas. Vous dites : Il faut acheter du linge propre. Je lave les deux chemises de nuit, je les étends au-dessus de la baignoire. On vous donne une chemise de l'hôpital, une camisole blanche, ouverte dans le dos. Vous dites : C'est joli, c'est un beau coton, on va le voler, je vous le donnerai.

Vous revenez vers le fauteuil, vous refusez de manger. Je vous donne un verre de lait.

Le tremblement de la main gauche réapparaît, un mouvement régulier. La main ne peut plus saisir le verre de lait. Je porte le verre à votre bouche, vous avancez les lèvres, vous buvez.

J. D. a nommé ce tremblement, c'est le flapping.

Je laisse le verre près de votre bouche, vous ne voyez

rien, vous savez seulement qu'il faut boire, vous buvez ce lait qui vous tient en vie.

Vous dites : J'ai un ramollissement du cerveau, c'est fini.

Vous vous endormez.

Je rentre rue Saint-Benoît dès neuf heures. J. D. téléphone. Il dit que le mélange des effets médicamenteux et ceux de l'alcool qui reste dans le sang peut expliquer cette confusion aiguë dans laquelle vous êtes. La lutte entre les éléments toxiques court-circuite, pour ainsi dire, l'ensemble des réactions du traitement.

J. D. continue : Peut-être s'agit-il d'un manque d'alcool dans les cellules. Je ne comprends plus. J. D. reprend plus clairement : si les cellules de l'organisme sont en manque d'alcool, si elles ne peuvent fonctionner qu'avec de l'alcool, alors il faudra vous en injecter sous forme de piqûre.

Silence.

Le troisième seuil est peut-être déjà atteint, nous en sommes peut-être déjà là.

J. D. dit qu'on ne peut pas encore le savoir.

La cirrhose pourrait donc évoluer seule, jusqu'au terme final.

Le mot encéphalopathie est prononcé.

Terreur. Silence. Cri retenu.

J. D. reprend, il m'explique tous les mots, il dit : Il faut savoir où en est l'organisme, il faut vérifier l'hypothèse la plus optimiste, celle d'une intoxication. Il dit que maintenant on ne peut plus attendre, on ne peut plus vous laisser dans un tel état. Il est peut-être déjà trop tard.

J. D. dit : On va arrêter le traitement, on verra si le cerveau est atteint.

La voix de J. D. est grave, toujours rassurante, il dit : On peut rester, pour le moment, raisonnablement optimiste.

Je demande : quand arrête-t-on les anxiolytiques ? J. D. répond : Demain à midi.

Silence, et puis J. D. dit : Tout va se jouer dans les vingt-quatre heures qui suivent.

Je demande : Comment en est-on arrivé là, comment n'avoir pas tout arrêté avant, pourquoi avoir attendu ?

J. D. écoute, il me laisse parler, il dit : Va dormir, demain ça va être dur.

Il est minuit et demi.

Je prends deux comprimés d'équanil, je reste assis devant le téléphone. Devant moi, les plantes vertes. Elles ont besoin d'eau. Je dis à voix haute : Je vais les arroser demain matin, avant de partir. J'entends ma voix.

J'appelle M. Je dis : Tout est fini. Les pleurs sont là, le flot coule enfin. M. me laisse pleurer, elle ne demande rien, elle reste au téléphone. Je répète : Tout est fini. Les larmes encore, plus lentement. Ce bruit des larmes dans le silence de M. aussi.

M. dit : Rien n'est jamais perdu, je suis sûre qu'on va s'en sortir.

Je demande : Rien ne doit apparaître, aucune souffrance ? M. dit : Non, rien.

Dans les larmes j'entends : Il existe des gens qui ne meurent pas, jamais.

Les larmes encore, ça tombe, ça n'en finit pas de couler, de sortir des yeux, comme s'il était possible de pleurer ainsi.

Dans les larmes, Trouville, l'été, la première bouteille de vin achetée sur votre demande, l'obéissance à tout, jusqu'aux larmes aussi et moi devant vous, les yeux fermés, je vous supplie de m'aimer.

Je vois la porte s'ouvrir, à peine frappée, et le sourire. Vous m'embrassez, vous m'enlevez et moi je viens, j'avance vers vous, je reste dans vos bras.

Et alors l'été commence, l'été de nos dix-huit ans enfermé dans la chambre noire au-dessus de la mer. Nous sommes subitement seuls. J'ai peur. Vous prenez l'enfant aux yeux gris, vous le gardez pour vous, avec vous dans la chambre. Vous dites : Vous êtes l'enfant aux yeux gris.

Sur le divan du salon je vous attends pendant des heures. Vous travaillez dans votre chambre. J'entends le bruit de la machine, je devine tout à travers la porte fermée, je sais à quel moment la page est terminée, quand vous allez à la ligne.

Nous buvons tard dans la nuit. Tout l'été nous buvons et encore après, dans l'hiver.

Personne ne pourrait nous arrêter, personne n'ose essayer. Aucune force au monde ne pourrait aller contre vous et moi, que vous, qui écrivez l'histoire.

Nous ignorons le ressassement de la mer et pourtant déjà l'objet atlantique apparaît, il est à la portée du livre. Vous dites : The Thing.

Je reste dans la même position, face au téléphone blanc.

Je vais au drugstore acheter une bouteille de vin rouge. Je bois un verre de vin. Le soulagement est immédiat. Les larmes reviennent, intarissables, faciles.

Je pourrais boire toute la nuit, vous oublier.

Les trois morceaux de jade sont devant moi. Je vous entends : je dois enterrer le jade brisé. Je reconstitue le bracelet, il ne manque que quelques grammes de poussière verte.

Ce bracelet donné par votre mère, vous avez dix-huit ans, je ne veux pas le perdre. Je ne peux pas. Devant l'étendue définitive du désastre, je pleure toujours, sur le jade je pleure. Je ne crois pas à cette légende par vous inventée, je dis : C'est une histoire fausse. J'enferme les trois morceaux de jade dans une enveloppe blanche. Je détourne le regard, j'oublie.

J'entends votre voix, vous dites : *L'homme atlantique* est mon dernier film, où aller maintenant ?

Et les images noires recouvrent l'océan, elles passent à travers moi, elles entrent dans mon corps absent, elles portent les mots, la mouette tragique, les mots écrits pour la première fois, la voix qui dit le commencement de toute histoire, votre voix.

Je connais votre désir de mort, celui de mourir et aussi celui de tuer. Rien ne peut vous arrêter, vous allez droit là où ça tue. Ce balancement sans fin possible, cette oscillation au bord de l'instant.

Je bois un verre de vin, il est deux heures du matin.

Je me souviens, c'était l'année dernière, vous dites : Ce que Pascal hurle, c'est son désir de croire. J'ai noté la phrase dans le carnet, le carnet donné par vous, je la connais par cœur, je pourrais l'avoir dite, l'avoir écrite, je l'écris : Vous hurlez votre désir de croire.

Autant rester seul, autant rester ici : rien faire. Autant aller boire dans un bar, autant vous attendre la nuit entière, autant ne pas pleurer, autant être tout à vous, autant pleurer.

Et puis le mot revient : Neuilly.

Je jette le reste de la bouteille, je prends un rohypnol.

Dimanche 7 novembre.

Le taxi me dépose à dix heures devant l'auvent bleu.

Les larmes jusque dans la voix, vous dites : J'ai peur de ne plus pouvoir écrire, jamais plus.

Je vous embrasse, je dis : Ce n'est pas vrai. Je crie : Vous le savez.

Vous regardez devant vous, cette étendue, vous ne répondez pas. Je dis que vous exagérez toujours. Je dis : Avec tous ces anxiolytiques tout le monde serait dans le même abrutissement.

Vous ne répondez pas, vous pleurez en silence, face au ciel gris. Je ne vois pas vos yeux, je sais que vous pleurez à la façon que vous avez de parler, de prononcer certains mots.

Et puis vous dites : Je crois être dans une grande école, celle de ma mère, là-bas.

Pas de médicaments depuis hier soir, pas une piqûre. Vous l'ignorez. Les vingt-quatre heures commencent.

Vous parlez de la femme en bleu, celle qui est sur le toit de la maison noire. Vous dites : Elle descend du toit, regardez, la nuit est illuminée, on répète *India Song* à l'intérieur de la maison, personne ne bouge, sauf elle qui a les lèvres pâles. Tout est silencieux, tout, ni musique ni parole, ils se regardent pendant des heures. Je ne me souviens pas de la maison.

Vous dites : Les livres auront de moins en moins de valeur. On ne peut rien y faire, c'est comme ça.

C'est presque inaudible, je vous fais répéter plusieurs fois, vous le faites, vous répétez sans impatience. Je déchiffre, je réussis à tout entendre.

La main ne trouve plus votre visage, elle se perd vers les cheveux, le couteau reste en l'air. Vous cessez d'éplucher la pomme, le couteau tombe par terre. Vous refaites le geste et puis vous abandonnez. Vous restez dans la même position dans le fauteuil.

Je vois le mouvement affolé des yeux. Votre regard cherche un point du mur où il pourrait se poser.

Vous dites : Je n'aime pas du tout les gens qui aiment les yaourts, je n'aime que les gens qui aiment le vin.

Vous vous endormez.

Vous ouvrez les yeux, vous dites : Le bleu d'Irlande est encore plus étincelant que ce bleu-là, le bleu de la femme du capitaine.

Vous mangez quelques morceaux de pomme, vous ajoutez du sucre en poudre.

Vous dites : Le peuple juif est un peuple admirable, tous les juifs aiment les enfants, ils ne peuvent pas faire autrement, ils les aiment tous.

Vous me regardez, vous dites : Vos yeux sont peints en bleu, c'est curieux.

Vous continuez à manger, vous avalez mécaniquement, sans rien regarder.

Nous allons dans la salle de bains. Vous vous étonnez de la noirceur de vos selles, vous dites : J'ai fait une hémorragie interne, personne ne s'en est aperçu.

On revient vers le lit avec toujours la même lenteur.

Vous vous endormez aussitôt, vous dites encore quelques mots incompréhensibles. Je vous laisse dormir, je laisse les mots dans leur état perdu.

Je sors un quart d'heure, je le signale aux infirmières. Tout à coup le besoin de respirer, de vous quitter, de laisser la chambre, l'envie de partir.

Je marche boulevard de Saussaye, les arbres sont nus, presque toutes les feuilles sont tombées, je marche dans les feuilles, je sens l'odeur brûlée du pourrissement, j'avance, je croise des gens, je ne vois que très peu, j'avance, je reviens vers vous. Vous dormez toujours.

Le résultat de la cure est incertain, J. D. ne me l'a pas caché. La piqûre qu'il faudra peut-être vous faire serait une condamnation à mort. Les dommages sont sans doute déjà irréparables. Vous avez dépassé la limite autorisée par les lois de l'organisme. Quelques mois de plus, le temps de l'hiver, et tout aurait été irrémédiable.

Je veux rester dormir près de vous, je veux être là, vous entendre, écouter ce que personne d'autre n'entend, ces mots que vous dites. Dans tous les cas vous me reconnaîtrez, toujours j'entendrai les mots que vous inventez. La peur sera moins grande et le danger éloigné. Nous serons ensemble cette nuit, comme pendant les autres nuits.

Il aurait fallu intervenir quelques mois plus tôt, tout alors était encore possible, tout. Mais comment vous obliger ? Comment aller contre vous ? Comment ne pas vous laisser vous faire ce mal ? Où trouver la force pour empêcher ce que vous désirez, comment savoir ce qui vous submerge, cette passion brutale pour la mort ? Comment arrêter la folie de la vie ? Personne ne peut aller contre l'esprit qui se cache, qui se préserve du monde. Je crois encore qu'il fallait vous laisser faire, laisser s'accomplir ce qui venait, ce qui vient, ce qui est en train de se passer, et attendre.

Ici, dans la chambre, je dois faire face à vous, à moi, à tout un ensemble de choses matérielles. Je suis dans une occupation constante et précise. Vous êtes mon souci. Le temps est réglé, ça devient un temps simple.

Je vous entends dormir, je suis près de vous, la peur est moins grande : je vois. Quand le visage est invisible, la peur augmente.

Je découvre ceci : on n'abandonne jamais quelqu'un. Une résistance jusque-là inconnue de soi apparaît, jusque-là insoupçonnable. La force de cette résistance est une évidence, comme l'être même. La mort devient alors un point mathématique, à la fois défini et non représentable. Je vous vois, je vois la vie allongée sur le lit blanc. Je vous assiste en dépit de tout. Vous vivez.

Devant vous je suis retenu, suspendu aux mouvements des lèvres, à ceux de la main levée, au mouvement du regard qui pourrait venir vers moi. Je vois ce qui serait invisible à tout autre, ce qu'il est impossible d'imaginer. Alors seulement le désarroi s'estompe.

Vous vous réveillez, vous vous dirigez vers la salle de bains en me donnant le bras. Je sens l'effort démesuré de tout le corps à la pression de votre main sur mon bras.

Vous restez longtemps sur le siège fermé, les yeux clos.

Et puis vous parlez, vous dites : Où est le bracelet de jade ? Je l'ai cassé quand je suis tombée, hier.

Je dis : Le bracelet est sur votre bureau, à Paris.

Je vois le regard chercher et venir vers moi. Vous dites : A Paris ?

Je dis : Oui, près de la lampe, à gauche de votre bureau.

Vous dites : Oui, c'est ça.

Vous vous rappelez le bracelet, la lampe, Paris, la chute d'hier. Subitement la parole est redevenue claire en même temps que le regard.

Vous demandez : Où est mon fils ?

Je dis : Il est à Trouville.

Vous êtes dans l'effort de comprendre, dans l'effroi de la mémoire qui revient peu à peu.

Vous dites : Le bracelet, je vous le donne, vous le ferez monter sur de l'or, ce sera en souvenir de moi. Vous me serrez la main, vous dites : Affaire conclue.

Nous rions, nous nous embrassons.

Je vous regarde, je vois le regard retrouvé, vous regardez devant vous, le monde, la rue, les toits, la femme en bleu, la vache noire d'Abyssinie.

Absolu bonheur. Et puis le silence. Vous regardez autour de vous, vous dites : Ça me fait toujours beaucoup de peine, la consommation du papier, quel gâchis.

Vous souriez, je ris. Nous rions ensemble.

Depuis une heure vous sortez peu à peu des limbes, vous apparaissez au jour, le passage se fait sans transition, comme par inadvertance : vous êtes là.

Vous dites : Qu'est-ce que vous notez tout le temps dans ce carnet ?

Je ne réponds pas.

Vous dites : On me matraque avec tous ces médicaments, ce n'est plus possible.

Je dis : Hier, R. m'a téléphoné, il vous embrasse, il voudrait vous voir apaisée, c'est le mot qu'il a utilisé.

Vous dites : Quelle histoire, lui il voudrait me voir tout le temps apaisée, ça dure depuis trente ans. C'est son genre. Et puis, vous, vous rabâchez, c'est la deuxième fois que vous me dites ça.

Je vous regarde : La mémoire est là, vous vous rappelez parfaitement le mot de R.

Le néon éclaire nos visages, vous êtes toujours assise et moi je suis sur le rebord de la baignoire, par instants nos regards se rejoignent.

Vous dites : Il y a quelques mois encore, je dansais comme une jeune fille.

Vous revenez dans la chambre, vous vous asseyez dans le fauteuil, face à la fenêtre. Vous dites : Toujours cette femme en bleu, la femme du capitaine.

Je dis : Je ne vois rien.

Vous dites : Si vous ne voyez rien, je ne peux pas le faire à votre place.

L'élocution est redevenue lumineuse, vous fermez les yeux, vous vous allongez sur le lit.

Vous dites : Vous écrivez quoi, exactement ?

Je dis que je prends des notes sur les journées d'ici, à Neuilly, une sorte de journal.

Vous dites : C'est dans la grande tradition russe.

Sourire, les yeux se ferment encore, vous dites : Il est temps de se coucher, déshabillez-vous, il faut dormir.

Vous vous endormez, je regarde ce miracle : Vous.

Vous mangez deux toasts chauds et vous buvez deux grandes tasses de lait. Vous tenez la tasse dans votre main droite, le tremblement a complètement disparu.

Visite de J. D. et de J. F. Vous êtes assoupie, vous parlez cependant, vous faites face aux médecins. Je sens l'effort pour paraître bien parler, jusqu'à l'épuisement.

On entend des mots en anglais dans le couloir. J. D. dit : Somebody is speaking english or american, I don't know. Immédiatement vous répondez : Yes, somebody speaks american, it's an american.

J. D. me sourit.

Vous vous endormez.

Je sors avec J. D. et J. F. dans le couloir. J. D. dit que la phrase en anglais, parfaite et immédiate, est un bon signe, que le risque d'encéphalopathie s'éloigne.

J. D. dit que demain les choses seront définitivement plus claires. J. F. se tait, il laisse J. D. parler, ils se répartissent ainsi les rôles, l'un prescrit, regarde le corps, l'autre parle. Tous les deux sont d'une efficacité discrète et précieuse.

Vous allez seule dans la salle de bains, vous mettez

le rouge à lèvres rose pâle sur votre bouche : le miroir renvoie l'image. Vous vous coiffez longuement, les mouvements de la brosse sont lents et réguliers, le geste est précis, vous vous tenez au lavabo avec la main gauche.

Dans l'éclat de la lumière vous vous regardez encore. Je me tiens derrière vous, les deux mains prêtes si jamais vous tombez.

Vous dites : Je trouve que je suis belle.

Je vous embrasse, vous vous laissez faire. Vous reposez la brosse à cheveux, vous revenez vers le fauteuil.

L'infirmière installe le lit de camp près de la fenêtre. Vous dites : On nous attend pour dîner, aller vous habiller, je ne veux pas être en retard.

Une heure du matin. Vous êtes parfaitement réveillée, assise sur le rebord du lit, les bras tendus en arrière, très droits. Vous regardez autour de vous, étonnée, vous dites : J'ai faim d'un pâté de canard.

Vous dites : Jamais je ne pourrai tenir une conférence de presse devant tant de journalistes.

Je dis : Je veux dormir.

Vous dites : Dors, mon petit.

Vous vous couchez, je ferme les yeux. A voix basse, vous dites : Ici, il y a des gens malades, il ne faut pas parler trop fort, allons dormir dans votre chambre, c'est plus confortable, c'est mieux.

Je ne réponds pas, je garde les yeux fermés.

Vous mettez vos lunettes, vous allez à la fenêtre. Vous dites : C'est la direction de la mer, cette rue devant nous.

Je viens près de vous, nous regardons la nuit de Neuilly.

Vous dites : Ces trois personnes dans la rue, vous voyez, elles surveillent l'hôtel, tout le temps. Je m'en suis douté dès le premier jour.

Je m'allonge, vous aussi.

Depuis onze heures hier matin, vous êtes sans anxiolytique, sans aucun somnifère, sans plus rien dans le corps. Vous ne le savez toujours pas.

Je ferme les yeux, je crois que vous aussi vous le faites.

Quatre heures. Une femme frisée passe dans la chambre, vous dites : Elle pourrait quand même frapper, cette femme.

Vous mettez une deuxième chemise de nuit sur la première, vous dites : C'est à cause du grand froid.

Je vous regarde assise sur le bord du lit, habillée de blanc et de bleu. Nous rions jusqu'aux larmes.

Vous découvrez où vous êtes, vous dites : Ce n'est pas drôle de devoir mourir.

Le silence revient de nouveau, celui de l'hôpital.

Vous dites : Je voudrais un bon Sauvignon, bien frais.

Je ne réponds pas, je garde les yeux fermés.

Vous dites : On y reviendra tôt ou tard.

Six heures. Vous allez vers la fenêtre, vous ouvrez les rideaux, vous regardez la rue, vous dites : On va aller faire un petit tour, on va prendre le petit déjeuner dans le hall, c'est plus vite servi.

Je me réveille tout à fait, je fume immédiatement une cigarette avec l'envie d'un café noir.

Vous revenez de la salle de bains, vous dites : C'est

incroyable, M. est dans la baignoire, elle est déguisée, elle a les cheveux tirés en arrière, mais je la reconnais bien. Je me demande ce qu'elle fait là, dans cette baignoire, ce n'est pas son genre.

Vous dites : Et le petit déjeuner, qu'est-ce qu'on attend pour le servir ?

Je dis qu'on doit attendre huit heures.

Vous dites : Je vais coudre ma jupe, il faut que je l'élargisse puisque j'ai maigri.

Je vous donne du fil et une aiguille.

Vous essayez d'enfiler l'aiguille, et puis vous abandonnez. Vous mettez la chaise devant la porte ouverte et vous vous asseyez. Vous dites aux infirmières qui passent : Et alors, le petit déjeuner ?

Vous criez : Ce n'est pas possible d'être aussi mal servi. Personne n'écoute ce que je dis.

Vous revenez dans la chambre, vous me dites : Je voudrais du porridge et deux œufs au bacon. Et puis, vous, il serait temps de vous lever. Ce n'est pas possible de dormir ainsi, pendant des heures. Allez, levez-vous.

Vous dites : Ce matin, je suis pleine d'énergie. J'en ai marre de cette maison.

Sept heures et demi. Je sors acheter des croissants. Neuilly est encore dans l'obscurité. Le gris se sépare à peine du noir. Déjà des écoliers attendent le bus. L'air est froid, je marche vite. Je prends un express. J'appelle J. D. Je lui raconte la nuit. Tout ce que je lui dis le ravit.

J'achète des croissants, je reviens lentement vers le 63 boulevard Victor-Hugo. L'obscurité se lève peu à peu, le gris s'illumine et recouvre le ciel de Neuilly, le Bois.

Huit heures, on vous apporte deux œufs sur le plat, vous dites : C'est trop cuit, c'est plein de graisse.

Vous finissez le plat. Je vous sers une tasse de thé. Je bois un café.

Vous dites : Cette cuisine, ici, est incompréhensible, pourtant ce sont des Anglais. Je n'y comprends rien.

Vous allez à la fenêtre, vous dites : Regardez le capitaine, toute la famille, la femme en bleu, tout le monde regarde dans la direction du Sud.

Je regarde la population fabuleuse.

Vous dites : La tête de la femme est tombée, c'est le vent de cette nuit, la tempête de la Manche qui arrive jusqu'ici. Jamais cette femme ne pourra se relever. Regardez ces formes en brique rouge, c'est curieux.

Vous regardez toujours dans une égale émotion, un émerveillement constant.

Vous dites : Pour marcher, pour m'habiller, je suis d'une lenteur moribonde, je veux savoir pourquoi.

Toujours la même maison noire face à nous.

Vous dites : A Paris, ils doivent s'inquiéter, les gens. Mon fils connaît la légende du Jade impérial, ça m'ennuie.

Vous vous allongez, vous dites : Je redoute Paris. Ce sera difficile pour faire les courses, la cuisine et tout le reste.

Neuf heures et demie. Vous vous endormez, vous ouvrez les yeux et vous dormez encore.

J'ai toujours envie d'un autre café, de dormir, d'entendre votre voix, de partir. Je voudrais être dans mon lit. Je marche dans la chambre, vous ne l'entendez pas.

Vous vous réveillez. Vous m'embrassez, vous dites : Ce pauvre capitaine avec sa femme décapitée, quelle tristesse.

Vous vous relevez, vous vous tenez sur le bord du lit dans cette position qui vous est familière, vous dites : Si j'allais en prison, j'emporterais un dictionnaire. C'est fou comme on oublie rapidement le sens des mots.

Vous reprenez la jupe écossaise et vous faites quelques points. Vous dites : Les malades ne se connaissent pas entre eux, c'est dommage, on devrait pouvoir parler entre soi.

Vous reposez la jupe et l'aiguille, vous laissez tout sur la table et vous allez vers la fenêtre, vous dites : Regardez, au bout des branches, des petites bêtes avec un chapeau rond, les feuilles bougent, il y a du vent.

On apporte le plateau, vous ne mangez pas.

Je dis : Je vais quelques heures rue Saint-Benoît, chercher le courrier. Vous dites : Ramenez du fil et des aiguilles fines. Vous avez bien raison de sortir, ici c'est à devenir fou, personne ne pourrait tenir.

Avec le jour, l'appartement est encore plus désolé, comme s'il était abandonné depuis des mois.

Je m'allonge sur mon lit. Impossible d'y rester, je me lève, je repasse une chemise, je prends une douche, je mets un pantalon blanc. Et puis la fatigue revient, massive, ancienne. Dans un même mouvement, tout s'est transporté là où vous êtes, dans la chambre bleue. Ici je ne supporte rien.

Votre fils m'appelle au téléphone. Il veut vous voir, je lui dis qu'il faut attendre quelques jours encore. Il comprend, il n'insiste pas, il ne demande pas où vous êtes. Je promets de l'appeler.

Je reviens vers Neuilly, ce lieu où tout peut arriver.

Vous dites : C'est une bonne idée d'avoir acheté un œuf en gelée. Vous mangez aussi la soupe de légumes. Vous me demandez où j'ai acheté le saumon, je dis le nom de l'épicerie, à Buci. Vous dites : Je vois, c'est un magasin très cher, complètement nul, il n'y a que les étudiants qui y vont.

Vous me racontez l'histoire du grand Chinois, vous dites : C'est un Chinois qui me surveille tout le temps, sans répit. Il m'avait invitée à dîner, mais une infirmière lui a dit que ce n'était pas la peine de m'inviter, que je roulais sous les tables à la fin des repas.

Je dis que personne n'a pu dire une chose pareille.

Vous dites : Et pourtant c'est la vérité, c'est incroyable, mais c'est comme ça. Depuis, le Chinois a appris qui j'étais, il veut tuer cette infirmière, elle, elle se cache dans les penderies. Le Chinois sait que dorénavant je refuserai ses invitations.

Vous êtes sur le fauteuil, triste.

Vous dites : Pendant votre absence je suis allée dans le couloir et j'ai vu un jeune homme blessé au ventre par balle. La tête tombait déjà. C'est certainement un suicide, il est mort maintenant.

Vous demandez à l'infirmière si c'est vrai, si cet homme est bien mort.

L'infirmière répond que quelqu'un est revenu, en effet,

de la salle d'opérations mais qu'elle ne peut rien dire d'autre.

Vous dites : Ce n'est pas vrai, vous mentez. Moi, je l'ai vu mort.

Vous dites : Il faut absolument que je mange quelque chose, je vais mourir de faim.

Vous parlez encore du Chinois et de sa fiancée, une autre jeune femme en bleu.

Je vous écoute, j'attends la suite de l'histoire.

Vous dites : D'aller dîner chez le Chinois, ça m'aurait fait passer le temps. Vous ajoutez : Je dis toujours la vérité. Tout est vrai, tout ce que je raconte. Quand je dis que je ne suis pas dans mon état normal, c'est vrai aussi.

Vous dites : Allons faire un petit tour dans le couloir.

Vous restez assise dans le fauteuil.

Visite de J. F. Il vous laisse dormir.

Vous poussez votre lit contre le mur, vous dites : Comme ça on aura plus de place pour la nuit. Vous dites : Je suis complètement anémiée.

Vous me dictez ce qu'il faut demander, soit à J. D., soit à J. F. Je note : L'anémie est-elle due à l'alcool ? La vitesse de sédimentation est-elle modifiée par l'alcool ? Peut-on prendre de la survitine sans risque ?

Vous répétez plusieurs fois le mot sédimentation.

Je descends dans le hall appeler J. D. Il dit que le rétablissement sera long, plusieurs mois peut-être, que des séquelles risquent d'être définitives, des troubles de la vision, de l'équilibre ou des pertes de la mémoire.

Je remonte dans la chambre, vous dites : Il vous en faut un temps pour fumer une cigarette.

Vous dites : Vous êtes dans une confusion mentale complète, je ne sais pas comment on peut vivre comme ça, il faut vous faire soigner.

Vous êtes assise, droite sur le bord du lit, en chemise de nuit. Vous allez vers la fenêtre, vous ouvrez les rideaux, vous dites : Je suis la seule à aimer mon fils, à le comprendre vraiment, même à travers les scènes, les cris, c'est toujours de l'amour. Si je meurs, il sera très malheureux. Avec lui je partage la même folie, la même violence, le même amour.

Vous regardez la nuit, égarée. Vous ne vous retournez pas.

Et puis vous regardez vers moi sans me voir, vous pleurez, vous dites : Tout cela ne rime à rien, rien ne rime à rien, sauf peut-être des textes comme *L'homme atlantique* ou *La maladie de la mort.* Vous pleurez.

De vos larmes je pleure aussi, de ce corps fragile enfermé dans la chambre, de vous emportée, étendue près de moi.

Dans les pleurs vous êtes comme au premier jour, seule. Vous percevez ceci : entre vous et moi, entre vous et le reste : l'écriture. Seule face à Dieu, sur un ordre évident, inlassablement répété, vous écrivez.

Vous êtes inconsolable, vous pleurez dans la chambre éclairée, et puis vous acceptez votre sort, cette soumission sublime à la page raturée.

Vous dites : Pourquoi moi ?

Comment vous distraire de cette vue insoutenable,

comment vous défaire de la loi qui vous maintient en vie ?

Ce n'est pas la peine de parler, vous connaissez l'inanité de toute consolation. Désormais le monde entier le sait, et vous et moi.

Nous pleurons tous les deux, nous sommes dans l'aveuglement de l'instant qui s'abîme tout à coup, l'effondrement de l'esprit. Et puis l'oubli.

Vous dites : Il faut que je marche, que je sorte de cet état, ça ne peut plus durer. Si je n'essaie pas de marcher seule ce soir, je ne le ferai plus jamais.

Je vous conduis hors de la chambre. Il est minuit.

Vous marchez sans essoufflement, sans vous tenir à moi, vous marchez seule. Depuis des mois, depuis le printemps dernier vous n'avez plus marché ainsi, avec autant d'aisance.

Près d'une porte vous remarquez des fleurs posées par terre, vous dites : C'est pour l'enfant malade, toutes ces fleurs. Allons le voir.

Nous avançons dans le couloir blanc, dans la lumière diffuse, presque grise. Autour de nous la trouée régulière des portes sombres. Nous avançons dans l'espace à nous seuls destinés, cette rue qui traverse l'Hôpital Américain.

Vous dites : Dieu n'est jamais représentable, en aucun cas, sauf la boîte noire et vide.

Le sol brille, vous dites : Ce n'est pas glissant, n'ayez pas peur.

Nous arrivons à l'extrémité du couloir. Vous dites : Les juifs mangent dans une vaisselle spéciale, réservée, ça demande un énorme travail, cette folie pour garder le temps.

Vous lisez le nom écrit sur la plaque de cuivre jaune : Miss Frances Flaherty. Vous prononcez à l'anglaise, vous dites : C'est curieux, regardez, lisez avec moi : En mémoire de la duchesse de Richelieu.

Avec vous je lis à voix haute la dédicace.

Vous dites : Tous ces gens sont morts maintenant. Je dis qu'ils ont donné cette plaque parce qu'ils étaient encore vivants, en remerciement. Vous dites : Je vais moi aussi faire poser une plaque, à moins que quelqu'un me l'offre. On rit.

On relit la phrase anglaise, sans date.

Vous prenez mon bras, on avance plus lentement. Vous dites : On est sur la passerelle d'un paquebot, c'est la même couleur blanche, le même gris partout.

Je dis que nous voyageons à travers l'Europe, que le temps est couvert.

Vous dites : On se croirait dans une allée internationale, dans un pays encore non désigné.

Nous avançons vers la chambre, vous dites : Il faut que je marche matin et soir, il faut que je surmonte la peur.

Je reste quelques pas derrière vous, prêt à vous soutenir. Vous dites : Les infirmières nous surveillent, c'est terrible ici, on ne peut pas sortir tranquillement.

Je dis que les infirmières sont là pour soigner les personnes malades. Vous dites : C'est vrai, j'avais oublié.

Nous sommes devant le 2327. On revient dans la chambre. Il est une heure du matin.

Vous dites : La couverture sent le chien, il faut l'enlever, la jeter dehors, je ne peux pas dormir dans une odeur si sale, cette puanteur.

J'enlève la couverture blanche, je mets la ventilation au maximum.

Vous vous endormez.

Seul, le bruit de l'air.

Six heures. Vous vous réveillez, vous dites : La couverture sent encore le chien, faites quelque chose.

Vous allez dans la salle de bains, vous restez assise sur le siège fermé. Je vous regarde agrandir votre jupe. Vous la posez de temps en temps dans le bidet, vous dites : Ce n'est pas possible d'avoir un appartement si petit.

Le grand Chinois surveille toujours les événements, l'hôpital est sur le point de s'effondrer, vous dites : Il faut se préparer à l'attaque, je ne peux pas rester dans cette saleté, lavez toutes mes affaires.

L'infirmière s'étonne de vous voir en train de coudre dans la salle de bains. Vous dites : Qu'est-ce qu'il y a de bizarre, vous voyez bien ce que je fais.

Sept heures. Vous ouvrez la porte de la chambre, vous criez : Je veux immédiatement un café.

En me regardant vous dites : Il n'y a pas de temps à perdre, je ne veux pas gâcher la matinée, j'ai du travail.

Vous mangez deux œufs au bacon et vous buvez deux verres de lait sucré. Vous dites : Aujourd'hui c'est bon, c'est bien cuit.

Toujours ce ciel gris mélangé au bleu du matin.

Vous dites : Dès que je serai sortie d'ici, j'écrirai un

article pour racontrer l'état déplorable de cet établissement.

Vous allez vers la rue, vous dites : Quel spectacle, ça change tous les jours, la couleur aussi. Regardez les tortues noires, elles sont coincées sous la corniche du toit. Il y en a au moins dix mille, c'est fabuleux. Le plus difficile pour elles, c'est le soir, de se ranger l'une dans l'autre pour la nuit. C'est tellement long, ça leur demande tellement de temps qu'elles ne le font pas tous les soirs.

Vous restez accoudée au rebord de la fenêtre, et puis vous dites : Il y a des centaines d'oiseaux au bout des branches.

Vous vous allongez, vous vous endormez.

Je regarde au-dehors la rue. Vous devez absolument croire au spectacle de la rue, et moi je n'essaie pas de savoir si vous le croyez ou non, si vous jouez ou non, je sais que la terreur se mêle au plaisir de raconter, je sais que l'effroi se confond avec la fabulation, que tout se brouille logiquement dans votre tête, que vous êtes seule à savoir. Sous peine de mourir vous devez croire à tout, aux oiseaux dans les arbres, à moi, à tout ce que vos yeux voient.

Comment savoir d'où viennent Anne-Marie Stretter, Agatha, ce noir atlantique ? Comment imaginer, avant ? Avant l'inscription sur la page ? Vous inventez tout en un seul mot.

La femme en bleu est seulement encore la femme du capitaine, où va-t-elle aller ? On ne sait pas, on attend que la page soit écrite, signée par les deux lettres, que la signature authentifie la femme en bleu.

Vous vous réveillez, vous dites : Je ne veux pas de scanner, ce n'est pas la peine. D'ailleurs je vais nettement mieux.

Je vous regarde. Je crois que le délai du delirium est dépassé. Je crois aussi que le risque d'encéphalopathie est écarté. Chaque mot que vous dites en dit plus que tout examen.

Vous allez dans la salle de bains, vous vous regardez longtemps dans le miroir, vous dites : Je ressemble à Nathalie Sarraute, vous ne trouvez pas ?

Je dis que vous ne ressemblez à personne. Vous dites : C'est vrai.

Je vous embrasse, je pourrais pleurer ou sourire également.

Je sors prendre un café, je reviens par le boulevard de Saussaye, des hommes ramassent les feuilles.

La rue Chauveau est cette rue que vous regardez depuis le premier jour, elle est calme, plantée d'arbres. Il n'y a pas de fêtes, l'ambassade de France paraît vide. Je regarde les fenêtres de l'hôpital, j'essaie de deviner laquelle est la vôtre, une même couleur bleue aveugle les vitres, il n'y a personne aux fenêtres, elles sont condamnées. Rien que cette couleur bleue reflétée dans le gris du ciel. Vous devez avoir une de ces chambres de l'aile droite. Vous devez dormir.

Vous écrivez dans l'agenda rouge, en grosses lettres : Pas de scanner. Et plus bas : Hartman. Vous reposez l'agenda, je lis la date : Mercredi 24 novembre 1982.

Vous dites : Il est temps que je corrige *La maladie de la mort,* vous irez chercher les épreuves chez Lindon.

Vous dites : Les progrès, je les fais moi-même, personne ne peut les faire à ma place. Les médecins, c'est fini.

Vous parlez de la naissance d'un enfant, d'une petite fille, dans la chambre à côté. Vous étiez dans la chambre quand elle est née. La mère est très jeune, elle a douze ans, c'est la sœur d'une infirmière. Vous avez vu jaillir l'enfant du ventre dès qu'elle s'est allongée. Les parents sont hongrois : avant de dire quoi que ce soit, ils frappent trois fois dans leurs mains. Le Chinois habite au-dessous.

Vous demandez aux infirmières si elles étaient invitées à la fête portugaise cette nuit : Une fête donnée en mon honneur, je ne sais plus pourquoi, M. était là, dans une baignoire.

Vous allez à la fenêtre, vous dites : Toujours ce fabuleux peuplement.

Je remarque le léger gonflement de vos chevilles, dû à la suppression de l'aldactone.

Dans la chambre, le soleil.

Vous dites : Je vais faire un article, je dirai comment c'est effrayant une cure anti-alcoolique. Je regrette de l'avoir faite.

Je pleure.

Vous dites : Ce que je viens de subir, c'est épouvantable, c'est comme si on vous mettait de la dynamite dans le corps et que ça n'explose jamais.

Je vous regarde dans les pleurs.

Vous dites : Aujourd'hui je le sais, ma mère et mon

petit frère sont réellement morts. Vous dites : Quand je rentrerai à la maison, ils ne seront plus là, jamais plus.

Vous regardez dehors, les arbres, les maisons, le gris de l'air, vous regardez jusqu'à en être épuisée.

Vous dites : Que de choses à voir, on n'en finit pas.

Séparation absolue.

Vous dites : Cette rue me rappelle les allées d'Indochine, le calme des avenues de Saigon. Ils sont partis pour toujours, je suis seule désormais. Personne ne viendra plus.

Je dis : Je vous aime.

Sur une feuille blanche vous me faites dessiner une fleur, vous dites : Faites une grande fleur avec beaucoup de couleurs.

Je dessine une fleur, vous dites : C'est pour la petite fille quand elle sera grande.

Vous êtes assise sur la chaise devant la table, vous regardez devant vous. Vous prenez le stylo bic noir.

Je suis assis sur le rebord du lit, j'attends.

Et puis vous écrivez. Vous ne regardez plus rien, seule la main est en mouvement.

Je m'approche de vous, je vois le tracé des lettres, la ponctuation, le rythme de la phrase se produire.

Vous écrivez, rien ne pourrait vous arrêter. Vous écrivez une lettre pour une petite fille inconnue, morte ou vivante.

Je devine ce qui est écrit, je reconnais l'écriture, le trait à la fois ample et ferme. Je reconnais la signature, les deux lettres parfaites.

Vous dites : Ecoutez, je vous lis ça.

J'entends votre voix, l'amour pour cette petite fille,

vous lisez, je vois tout, vous ponctuez, vous raturez un mot, vous dites : Elle va être contente la petite fille.

Vous dites : Relisez à voix haute, il faut que ce soit parfait, on va afficher la lettre devant la porte de la petite Erika.

Je lis, vous écoutez les yeux fermés, vous enlevez un point, vous me dites de continuer, je lis jusqu'à la fin, vous reprenez la lettre, vous me demandez la date et le lieu. Vous écrivez en haut et à droite : Mardi 9 novembre 1982, Neuilly.

Je vous donne une enveloppe, vous enfermez la lettre, vous dites : Il faudrait des punaises.

Je dis que la lettre risque d'être volée si on l'accroche sur la porte.

Vous dites : Vous avez raison, il y a toujours ce Chinois qui nous surveille.

Vous acceptez de donner l'enveloppe à l'infirmière.

Vous restez assise dans la même position, celle d'écrire. Le coude gauche posé sur la table, la main droite ouverte contre votre visage. Derrière vous, les rideaux bleus ouverts sur le ciel gris.

Vous dites : Avec cette table qui roule tout le temps, c'est difficile d'écrire, c'est très rare d'y arriver.

Et puis c'est le silence encore. On dirait que vous avez oublié quelque chose dans la lettre mais que vous ne cherchez plus quoi, vous êtes immobile, absente, le silence est toujours sur le point de se briser, on dirait que vous allez parler, vous ne le faites pas.

Vous revoyez la lettre, l'espace qui sépare les mots, vous

l'écrivez encore, vous cherchez encore comment retenir un mot avec l'autre, comment mettre de l'air entre les mots.

Vous dites : J'espère que l'infirmière donnera la lettre à Erika. Elles sont capables de tout ces femmes-là, quand le règlement n'a pas prévu le cas, elles jettent.

Vous dites : Je ne veux pas de scanner, j'ai aussi le droit de faire ce que je veux. On oublie toujours ça.

Vous dites : Je veux quitter immédiatement cette chambre, cette horreur.

Vous demandez les bijoux. On vous les apporte dans un petit sac en toile tressé, c'est la femme brune du premier jour qui ouvre le sac. Les diamants sont sur la table. L'un après l'autre les doigts se couvrent d'or et de transparence. Vous dites : Quel changement, je peux mettre toutes mes bagues sans difficulté, ça glisse tout seul, regardez.

Vous restez assise devant la table, vous attendez. Vous signez un chèque pour l'hôpital. A la femme en blouse blanche, vous dites : Vous avez une jolie bague, vous aussi vous aimez les bijoux. Elle répond que oui, que c'est une passion, les bagues et les chaussures. Elle dit pouvoir faire des folies pour une paire de chaussures.

Vous dites : Le monde manque d'intelligence.

Vous commencez à parler, je vous écoute, des milliers de personnes sont devant vous, les photographes attendent le meilleur angle, vous êtes seule dans la pièce, vous parlez devant personne. Vous regardez fixement devant vous, vers le fond de la chambre fermée, Dieu peut-être oublié, le regard absent, porté au-delà de vous-même, là où l'on ne voit pas. Votre visage dit une humilité extrême.

Je reconnais votre passion, le plaisir de raconter, la solitude qui vous cerne.

Vous parlez de la civilisation des trous, de la lande de bruyère, de la culture du riz, des transformations atmosphériques, des moussons, des courants d'air chauds, de la légende du Jade impérial.

Je vous regarde jusqu'à ne plus pouvoir, jusqu'au désir de vous tenir près de moi encore plus près.

Vous cessez de parler, vous ne vous retournez pas, vous restez là.

Vous refusez la nouvelle encéphalographie prescrite par J. F. Vous dites : Ce n'est plus la peine. Au téléphone, J. F. insiste. Vous dites : J'y vais, mais vous, vous restez ici, faites attention au Chinois.

Je m'allonge sur le fauteuil, le soleil éclaire le mur et le mimosa se fane encore davantage. J'entends le bruit d'écriture des stylets bleus, je fume une longue cigarette.

Le lit défait est creusé par votre corps. Près de l'oreiller, un mouchoir blanc.

Vous revenez, vous dites : Ils ont été plus aimables que l'autre jour, on doit savoir qui je suis.

Je vous lave les cheveux dans la baignoire. Vous ne refusez pas un peu d'eau de cédrat.

Je sors acheter des corn-flakes, il fait presque froid, du soleil par intermittence.

Nous faisons quelques pas dans le couloir, vous dites : On dirait une galerie, c'est magnifique cette lumière blanche. Vous croyez que toutes les fleurs sont pour la crypte ?

Vous demandez à une infirmière si on peut aller voir l'enfant.

Vous dites : C'est curieux, la crypte est toujours fermée.

Retour dans la chambre, vous mangez un bol de cornflakes avec du lait froid sucré. Vous dites : J'adore ça, notez le nom. J'écris : Roberston's.

Un énorme bouquet de marguerites est livré, avec cette simple carte : M.

Vous vous endormez.

Vous vous réveillez, vous commencez à ranger les affaires de toilette dans le sac en toile noir. Vous mettez l'agenda, le carnet de téléphone et *Martin Eden* sur vos vêtements pliés. Vous dites : Ce n'est plus la peine de rester ici, on n'a plus rien à y faire. Allez préparer vos valises.

Je dis que J. F. doit venir vous voir dans la soirée, qu'il faut l'attendre avant de partir. Vous dites : C'est vrai, j'avais oublié, mais on part immédiatement après. J'espère que la voiture est là.

Visite de J. F. Il dit ne pas vouloir vous garder plus longtemps ici. Il dit : Vous pouvez sortir demain midi. Vous demandez si le résultat de l'encéphalographie est bon. J. F. dit qu'il est redevenu normal, que les courbes sont régulières. Il dit : Le premier a été brouillé par les anxiolytiques, on ne pouvait pas se rendre compte, maintenant tout est parfait.

Nous écoutons J. F. parler. Il dit que le sevrage est

terminé, qu'il faudra encore plusieurs mois pour que le foie retrouve son fonctionnement tout à fait régulier mais que les analyses de sang montrent que c'est en bonne voie.

J. F. dit : Vous devez vous considérer comme au premier jour d'une longue convalescence.

Vous dites : Maintenant je vais très bien, je le sais.

J. F. dit : Ce que vous venez de subir est l'équivalent d'une opération à cœur ouvert. Vous ne devez plus absorber une seule goutte d'alcool, pas même du vinaigre, pas même un gâteau au rhum.

Vous écoutez, surprise, vous répétez : A cœur ouvert.

J. F. dit : Oui, exactement. Même si vous ne voulez plus boire, votre organisme est encore intoxiqué, vos cellules peuvent vouloir de l'alcool. Il faut être très vigilant, ne pas tenter cet organisme encore fragile.

Vous dites : Ce qui donne un sens à ma vie, si on peut parler de sens, c'est l'écriture. Vous ajoutez, en regardant vers la fenêtre : Les tortues sont vraies, ce sont des images vraies puisque je les vois.

Vous embrassez J. F. Il sourit, toujours ce sourire bleu qui ouvre tout le visage.

La fatigue tout à coup tombe sur vous, vous vous endormez dans le fauteuil.

Vous vous réveillez, vous dites : Regardons un peu ce qu'il y a à la télévision. Vous mettez vos lunettes, vous regardez quelques secondes l'écran et vous fermez les yeux, vous dites : Les couleurs sont épouvantables, ce n'est pas possible de regarder ça.

Je dis vouloir rentrer, aller dormir. Vous dites : Alors vous m'abandonnez pour la dernière nuit.

Je résiste à la tentation de rester ici, encore une nuit avec vous, je vous dis : Je serai ici à dix heures demain matin. Vous dites : Ce film devient excellent, on peut le regarder un peu, pas jusqu'au bout si vous voulez partir avant.

Je vous embrasse, vous dites : Si la tête ne va pas complètement bien, je n'écrirai plus.

Il est onze heures, le film n'est pas terminé, je quitte la chambre, je sors de Neuilly.

Rue Saint-Benoît, j'appelle l'hôpital, vous dormez déjà.

J'écoute le second mouvement du Concerto à l'Empereur, j'attends l'arrivée du piano, l'accord qui à chaque fois fait venir les larmes, et puis le piano est là, il submerge l'orchestre tout entier, envahit l'espace et le monde. J'écoute, je fume une cigarette sur mon lit. Je fredonne l'air, j'entends le son de votre voix : vous, vous préférez le troisième mouvement, le final.

Arrêt brutal, alors que le troisième mouvement est à peine commencé. Je retire la cassette, le ruban se dévide, froissé.

Mercredi 10 novembre.

La valise noire est sur le lit, ouverte. Vous dites : je vous attends depuis une heure.

Je dis qu'il est seulement dix heures et quart. Vous ne répondez pas, vous buvez une tasse de lait chaud.

Déjà la salle de bains est vide, déjà toutes les affaires sont dans la valise, tout est prêt.

Vous dites : L'enfant est né hier, j'espère que la lettre lui a été donnée.

Vous signez un dernier chèque pour l'hôpital, vous dédicacez *Outside* à la femme en blanc du premier jour, vous dites : Vous verrez, c'est bien.

Vous restez assise devant la tasse blanche vide, vous regardez du côté de la fenêtre, vous dites : Vérifiez, on laisse sûrement quelque chose.

La chambre est presque revenue à l'anonymat d'une chambre d'un hôtel d'autoroute.

Vous dites : Je suis sûre qu'on oublie quelque chose.

Vous regardez encore la rue, vous ne dites rien, comme si vous ne vouliez pas abandonner le spectacle, comme si le regret venait de devoir quitter la chambre. Je vous regarde voir une dernière fois ce que moi je n'ai pas vu, ce que seule vous avez pu voir.

Vous fixez la maison de la femme en bleu et puis brutalement, dans un seul mouvement de tout le corps, vous quittez la fenêtre, vous sortez de la chambre.

Je laisse le bouquet de fleurs déjà fané, je ferme la porte.

Nous avançons dans le couloir, on passe devant les infirmières, vous vous arrêtez, vous leur dites : Cet enfant qui est né hier, il a aujourd'hui trois ans, c'est quand même étrange.

Sourire égal de tout le monde. Vous dites : Je vais faire un article sur cette étrangeté.

Nouveaux sourires, je serre la main de chaque infirmière, vous êtes déjà loin, vous marchez seule, vous avancez sans vous tenir à la rampe.

Dans le hall, je fais appeler un taxi. Vous regardez

autour de vous, vous dites : C'est ici que j'ai attendu le premier jour, dans ce salon à côté. Il y avait une télévision qui était silencieuse.

Nous allons voir le salon, vous reconnaissez le lieu, je suis dans l'émerveillement, je vous embrasse, vous ne comprenez pas.

La voiture arrive devant l'auvent bleu.

Nous quittons le hall, il est midi et demi.

Nous roulons entre les rangées d'arbres maintenant nus, le long des palissades vertes et noires.

Lumière grise, temps clair. Froid. L'hiver dans quelques jours.

Je le vois, lui. Il la cherche, elle, des jours entiers dans le calme de la ville, autour du Bois. Elle dit : Je peux tout quitter sans pour autant vous rejoindre, tout abandonner et ne rejoindre rien, être avec vous dans la distance adorable de la séparation, venir de vous et rester là. Elle hurle la nuit. Lui, il veut mourir crucifié aux clôtures des jardins de Neuilly.

L'image des amants de Neuilly s'efface lentement, et puis elle disparaît à l'autre bout du monde.

Silence, la voiture avance, elle laisse derrière nous cette illusion, cette ville de Neuilly. Seule la chambre se sépare, nous sommes toujours dans l'amour de cette chambre bleue, on quitte Neuilly, et la chambre séparée se transporte avec nous.

Aux Champs-Elysées vous dites : Paris, c'est toujours le même bordel, les taxis, ce n'est plus la peine, maintenant on prendra le métro, c'est plus facile et c'est moins cher.

Sourire.

Au Rond-Point, ralentissement des voitures, vous dites : C'est un attentat, c'est terrible cette violence.

On arrive rue Saint-Benoît. Devant la porte vous ratez la première marche, votre corps est emporté en arrière comme sur le point de se renverser. Je vous retiens par le bras, vous avez très peur de ma propre peur.

Vous mangez un bol de corn-flakes avec du lait chaud, devant la télévision, vous dites : C'est infect. J'ai froid.

Vous dites : Je veux aller chez le coiffeur. Je prends date pour samedi après-midi, vous dites : Non, je ne peux pas attendre, il faut que j'y aille tout de suite. Vous appelez, vous obtenez un rendez-vous dans l'heure qui suit.

Nous y allons. Vous marchez cent mètres, sans appui, jusqu'au salon de coiffure.

Je reconnais le désir de vivre, la folie de vouloir vous faire couper les cheveux, je vois cette première sortie avec bonheur.

Je vais vous chercher, il pleut. Vous prenez garde au trottoir glissant. Vous dites : La coiffeuse ne me reconnaissait pas, elle est restée stupéfaite quand elle m'a vue entrer. Je lui ai dit la vérité, que je venais de faire une cure anti-alcoolique. Les femmes se sont arrêtées de parler. Pourquoi cacher ça ?

Visite de J. D. Il dit l'extrême danger dans lequel vous étiez et d'où vous êtes sortie. Il en parle longuement. J. D. est devenu un ami. Vous n'entendez pas ce que dit

J. D., vous êtes préoccupée par quelque chose que j'ignore encore.

Vous vous rendormez.

Je débranche le téléphone, vous êtes là, enfin dans votre lit, près de moi, je revois la distraction dans laquelle vous étiez devant J. D., ce sourire qui n'était adressé à personne.

Vous vous réveillez, vous avez faim. Vous dites : Hier, quand on est arrivé, je n'ai pas reconnu l'appartement, ça a duré longtemps, ni les meubles ni la forme, rien, et le soir tout à coup j'ai reconnu l'inclinaison du parquet entre le salon et la salle à manger, j'ai reconnu aussi le grincement du parquet dans l'entrée. Je sais maintenant où je suis.

Vous vous rendormez. Vers onze heures vous vous réveillez, vous allez à votre table, vous dites : Le Missouri passe à Neuilly, je le sais parfaitement.

Vous ouvrez l'atlas bleu, vous dites : Voilà les Etats-Unis. Nous regardons la carte, je dis : Regardez, Savannah, c'est là, en Floride, c'est aussi un grand fleuve.

Vous dites : C'est vrai, c'est incroyable.

Jeudi 11 novembre.

J'entends votre pas venir vers moi, se diriger vers la petite porte de l'alcôve.

Vous dites : J. n'est pas ici ? Je dis que J. est mort il y a plusieurs mois. Vous dites : C'est vrai, j'avais oublié.

Vous vous lavez, vous vous habillez seule, je vous laisse faire, j'entends l'eau couler. Vous restez une demi-heure dans la salle de bains, vous sortez très fatiguée.

Vous vous allongez.

Je ne supporte plus le désordre de ma chambre, je passe l'aspirateur, je laisse la fenêtre ouverte. Vous dites : Il était temps, on ne pouvait plus bouger dans cette pièce, la poussière s'accumule très vite.

Il fait une lumière claire, à peine bleue, il n'y a pas de soleil. Je sors acheter des médicaments. La place Saint-Sulpice est vide. Je trouve une pharmacie de garde rue Saint-Sulpice. Je reviens par la rue Bonaparte, je marche légèrement, avec bonheur. L'air est frais.

Vous êtes en train d'éplucher des pommes de terre, vous dites : Laissez-moi cuire le rôti, il n'y a que moi qui sache le faire, je le fais à l'italienne.

Vous dites : De toute façon, on a le temps, il faut attendre les invités.

On mange tous les deux dans la cuisine, vous dites : Le médecin me l'a dit, il me faut beaucoup de viande rouge, des protéines en quantité.

Un bouquet de roses jaunes est livré, vous dites : Je sais qui c'est, je reconnais l'écriture.

Vous dites : Je vois l'appartement pour la première fois sous un angle nouveau qui était caché jusqu'à maintenant. C'est peut-être la lumière, cette lumière blanche. On dirait que toutes les portes et les fenêtres ont changé de sens.

Le soleil pénètre par les fenêtres du salon.

Vous dites : Cette nuit j'ai voulu acheter du vin, des gens disaient que dans une maison il fallait avoir de tout.

Nous nous regardons.

Vous dites : J'ai mal à la tête, j'ai froid.

On boit un thé, on regarde la télévision. Mort de Brejnev. Vous dites : Bravo, en hommage Dalida devrait chanter Bambino. On éclate de rire jusqu'aux larmes.

Le téléphone ne sonne pas, c'est comme une élégance, un hommage rendu à votre sommeil.

Dans le carnet blanc donné par vous j'écris tous les jours depuis l'arrivée à Neuilly. Il est déjà presque rempli.

Je m'allonge sur le lit. De là je peux voir dans la glace ovale le reflet de l'affiche noire et la trouée blanche de la porte-fenêtre face à la mer. Nous sommes à Trouville, sur la longue promenade de planches.

Vous vous réveillez, vous dites : J'ai été eue par le dehors, pendant plusieurs jours j'ai oublié qui j'étais, je ne savais plus rien.

Je dis : Quel bonheur d'avoir quitté Neuilly .

Vous ne répondez pas, vous dites : J'ai tout oublié.

Il y a trois semaines aujourd'hui, le taxi nous déposait devant l'Hôpital Américain.

Vous réapprenez à marcher, à manger, la peur s'éloigne et les tremblements du corps ont disparu. Vous regardez autour de vous, vous voyez.

Cette nuit je rêve : C'est un voyage, le train s'arrête souvent, les gares sont minuscules, c'est la campagne, des champs partout. A chaque fois, sur une plaque bleue, est écrit le même nom, deux lettres noires. Le voyage pourrait durer toute la nuit, ne pas cesser. Je me réveille en larmes, les secousses du train encore dans le corps. Je reconnais les initiales, ce sont les vôtres.

Nous dînons vers dix heures.

Vous dites : Ce n'est pas la peine d'insister, je n'ai pas faim.

Vous allez vous allonger. Vous vous taisez.

A minuit vous venez dans ma chambre, vous m'embrassez, vous dites : Vous savez, ce que je viens de vivre, c'est très dur, on ne peut rien dire.

Dans la nuit j'entends votre voix, vous criez mon nom. Je viens dans votre chambre, vous êtes en chemise de nuit, avec des bottes noires à hauts talons, vous tenez un parapluie, vous dites : C'est plein de bêtes partout, jetez-les dehors, dans la rue.

Les roses sont par terre, sur le tapis. Vous dites : Elles envahissent mon lit, frappez-les, tuez-les.

Je frappe les couvertures avec le parapluie, vous regardez les bêtes sortir et mourir.

Vous dites : il y a encore des chats et un lion sur la cheminée, regardez, des formes à moitié humaines, des sortes d'animaux.

Je mets les roses sur le palier, vous dites : Ça sentira moins mauvais.

Je vous aide à enlever les bottes noires, vous dites : Ces bêtes ce sont des lamies, ça ne fait aucun mal, elles savent qui je suis.

Par la fenêtre de votre chambre je jette le mot inconnu.

Vous reprenez le parapluie, vous dites : On ne sait jamais, ça peut revenir.

Je vous donne un verre de lait, vous retournez dans votre lit, vous dites : Pour le moment le peuplement est parti.

Sept heures, nouvel appel, vous dites : C'est revenu, il faut appeler la concierge, la police, ce n'est plus possible. Je veux retourner à la clinique.

Avec le parapluie que vous me donnez je frappe encore les couvertures, les bêtes s'en vont, certaines meurent.

Vous dites : Continuez, frappez plus fort. Je me demande comment elles ont pu entrer, toutes les fenêtres sont fermées, la porte aussi.

Je téléphone à J. D. Il me dit que ce genre de visions peut continuer quelques mois encore, ou quelques semaines, par intermittence. Il dit qu'il ne s'agit pas d'un phénomène directement lié au manque d'alcool, que dans le cas du delirium tremens les visions sont différentes, qu'elles sont répertoriées, qu'elles font peur à hurler, qu'on est obligé d'attacher les malades. Il dit qu'il s'agit plutôt dans votre cas d'un affolement de l'imaginaire.

Je me rendors jusqu'à dix heures.

Je vous entends venir, vous dites : On est en train d'enlever tous les livres de la bibliothèque, on vole le bleu de Chine.

Vous êtes habillée, très réveillée, vous portez vos vieilles chaussures en daim noir.

Vous dites : Cette nuit, une vieille femme très ridée est venue près de moi, très près. Elle était habillée d'une veste du soir en lamé gris, elle s'est approchée, son visage contre mon visage et elle a ri, elle a éclaté de rire. Et puis elle s'est changée, elle a mis des guenilles très sales.

Je vous regarde, vous dites : Oui, éclaté de rire. Et puis elle est allée dans la salle de bains, elle m'a suivie, elle tenait un enfant dans ses bras, très serré contre elle, un enfant mort peut-être, dans ses bras maigres. Ils étaient tous les deux enveloppés dans un voile blanc, comme empaquetés. Vous dites : J'entends encore le rire, énorme.

Vous dites : Je vois des êtres bizarres, des transsexuels peut-être, ils sont très petits, cinquante centimètres de haut, ils ont un nez très long, il y en a un, c'est le chef, il me semble que je l'ai vu souvent déjà, même quand j'étais petite, il a un corps de nain avec une queue de cochon de lait, poilue, il la prend tout le temps dans sa bouche, comme s'il la fumait. Les premiers temps, ça fait très peur, vomir. Et puis je me suis aperçue qu'il me gardait contre l'invasion des autres animaux.

Vous dites : Je parle des transsexuels mais je n'ai jamais compris du tout ce que c'était, pourtant il n'y a que ce mot que je trouve pour parler de ces gens qui sont bons et atrocement effrayants.

Vous êtes sur le lit, les yeux ouverts. Je vois le dictionnaire sur le bureau : Sur la page de droite la photographie de la lotte, du loulou, du loup et de la loutre. Sur la page de gauche un lombric et un loir. Les photos sont en couleurs.

Quelques pages plus haut je lis la définition du mot

lamie : Monstre fabuleux des Anciens. Requin aussi appelé taupe ou touille, atteignant quatre mètres de long.

Je relis à voix haute, vous dites : Je ne connaissais pas l'existence de ce mot.

Vous dites : Regardez dans le Littré si le mot a la même définition. Je lis : T. d'antiquité. Etre fabuleux qui passait pour dévorer les enfants, et qu'on représentait avec une tête de femme et un corps de serpent. Genre de poissons sélaciens, d'une grandeur et d'un poids considérables. Genre d'insectes coléoptères.

Vous dites : C'est étrange, quand même, ce mot.

Vous dites : Un chat passe sous la table, regardez.

Vous fixez la fenêtre, et vous dites : Il y a une tête d'homme, là, derrière les plantes, elle nous surveille.

Je dis : Je ne vois rien.

Nous allons au bois de Boulogne avec M., vous dites : Les Ovni ont besoin d'amour, c'est vrai.

Avenue du Président-Wilson, vous dites : C'est l'appartement de Madeleine Renaud, la grande porte, là.

Il commence à pleuvoir, M. conduit toujours lentement, avec de grandes précautions.

Vous dites : Paris n'a pas une belle couleur, le tropique du Capricorne passe par le XVIIe arrondissement.

Je dis : C'est vrai.

Eclat de rire dans la voiture, vous riez aussi.

M. montre la maison de son enfance, villa Scheffer, là où petite fille elle jouait dans le jardin, seule.

Vous dites : On dirait l'Angleterre ou l'Irlande peut-être.

On quitte l'impasse, vous dites : Je connais ça par cœur, je suis allée souvent rue Cortambert. La maison a été détruite complètement, la première chose ça a été la glace, un jeune homme a lancé une pierre dedans pour qu'elle ne serve pas deux fois. Pendant le tournage, les chacals attendaient la fin du film pour mettre à mort l'image de Anne-Marie Stretter dans le grand salon de l'ambassade de France.

Nous sommes au Bois, il pleut, nous ne sortons pas de la voiture. On regarde l'immobilité trouée du lac. La pluie se fond avec le ciel gris qui devient presque mauve.

On déjeune tous les trois à la maison. Vous dites à M. : Les kakis que tu as apportés sont merveilleux, c'est un des fruits de mon enfance, quelle douceur.

Vous dites brutalement : On vend mon appartement, ce sont des gens non identifiés, ni masculins ni féminins, des individus indéterminés. Les marchands sont la plaie du monde, ils envahissent tout.

Vous êtes exténuée par tant de paroles, par tant de gens vus dehors, partout dans la ville, par la pluie aussi.

Vous dites : Regardez la petite fille sous l'étagère de ma chambre, elle porte à elle seule la bibliothèque sur son dos.

Au téléphone vous dites à votre fils : Il faut toujours prendre le même réparateur pour la machine à laver, c'est un homme merveilleux, dans tout Paris il n'y a que lui.

Vous fermez les yeux, vous vous endormez.

Déjà vous êtes hors de vous-même, déjà vous écrivez à voix haute, vous racontez des histoires dans l'épouvante et le plaisir de les dire, déjà la peur de Neuilly se transforme en une peur hallucinée. A l'intérieur du périmètre sans alcool, vous bougez, déjà vous existez.

Débarrassée de la logique ordinaire, vous continuez le chemin, celui commencé on ne sait plus quand, infiniment long et accessible à vous seule.

Je vous entends aller du lit au bureau, je vous laisse, vous allez peut-être venir près de moi, vous venez. Vous dites : L'état dans lequel je me suis mise n'est pas étranger à l'écriture.

La lumière du rideau s'engouffre dans vos yeux, et vous recevez la blancheur dans tout le visage. Je vois la présence du regard filtrer cette lumière du soir, se perdre dans l'espace de la chambre.

Vous voulez dormir dans ma chambre, je ne veux pas, je dis : Les portes sont ouvertes, je vous entends, appelez-moi.

Et puis je transporte votre matelas dans ma chambre, près de moi. Vous vous endormez. J'entends le rythme de la respiration se ralentir, devenir régulier, calme.

Vous vous réveillez, je garde les yeux fermés. Je vous parle, je vous dis : A chaque fois, à chaque mot, c'est le tout de vous-même qui est écrit, livré au rectangle blanc, à l'esprit du monde. Dans l'emportement de la phrase, la douleur est telle que l'alcool était comme un soulagement, un allègement, un contrepoint à la page écrite. Je vous dis : Désormais vous êtes davantage exposée à la nudité du mot, à la souffrance, encore plus seule. Vous ne dites rien, vous semblez dormir. Vous n'entendez pas.

Vous vous réveillez à huit heures, vous venez dans ma chambre, vous êtes déjà habillée. Vous dites : Des personnes non identifiées rôdent partout dans l'appartement, le mur de ma chambre est plein de micros. On fait un film, je me demande où est la caméra, peut-être sur le balcon de l'autre côté de la rue. Ce matin il y avait la police allemande qui surveillait. S'ils font un film qui se passe dans mon appartement, je serai déshonorée, qu'est-ce que je pourrais dire aux gens ?

Je prépare le café, vous venez dans la cuisine, vous dites : Le portrait de Hitler est accroché dans le salon, au-dessus de la commode. Déjà c'est plein de jeunes fascistes, ils prêtent serment, ils chantent Wagner et des hymnes nazis, écoutez. Il y a des grosses femmes noires qui dansent devant eux, c'est incroyable, venez voir.

Nous sommes dans le salon. Vous dites : Allez voir dans ma chambre, le chien mort est derrière le radiateur, il a été torturé avant d'être tué. A moins que ce soit un grand oiseau bleu et vert.

Vous dites : Regardez, il y a un clou derrière le radiateur, le chien est accroché au clou. Je veux savoir qui a fait ça. Il faut que vous jetiez le chien mort dans la rue, en plein milieu, pour que tout le monde comprenne enfin, jetez-le sur les gens qui passent.

Je vais dans votre chambre, j'ouvre la fenêtre, je jette le chien mort. Je reviens vers vous. Vous dites : Je comprends parfaitement la situation, vous le savez.

Je dis : Le chien est mort à S. Thala.
Vous ne répondez pas.

Vous dites : Cette nuit je vous ai vu allongé par terre, dans le travers de mon matelas, vous étiez habillé d'un costume marron, quand je vous touchais, mes doigts s'enfonçaient, j'entendais un froissement de papier, je ne pouvais pas atteindre votre corps, il disparaissait. A la fin j'ai compris : le costume était vide, il était bourré de papier journal.

Nous buvons un café. Vous dites : Il faut cacher l'argent quelque part, dans la commode anglaise de ma chambre, partout il y a des voleurs. Je dis que nous ne gardons jamais l'argent. Vous dites que c'est vrai.

Vous alignez les comprimés prescrits par J. F. sur la table de la cuisine, vous les comptez, vous dites : Le rose est toujours très beau, ils sont tous blancs sauf le rose, on pourrait se tromper.

Vous dites : Enlevez toutes les couvertures du lit, c'est encore plein de bêtes rondes, ça sent mauvais.

Vous dites : Où je suis ici ?

J'enlève tous les médicaments, je les cache dans le tiroir de ma commode, vous dites : Vous m'en donnerez quand j'en aurai besoin. Je le promets.

On déjeune, vous dites : Les Ovni sont des êtres adorables. Et puis vous dites : C'est incroyable, c'est extraordinaire, mais c'est J. D. qui achète mon appartement, c'est lui, je le sais maintenant, je ne comprends pas très bien pourquoi, peut-être s'agit-il d'un appartement identique au mien, de deux appartements semblables. Je ne sais pas dans lequel des deux je suis.

Je dis qu'il est important malgré tout d'être en bonne santé.

Vous dites : Il ne faut quand même pas exagérer, de temps en temps il faut aussi aller au bordel.

Eclat de rire. Vous dites : Je suis la reine du coq-à-l'âne.

Un chat passe sous la table, personne ne l'a vu, sauf vous.

Nous allons au Luxembourg avec M. On fait quelques pas dans une allée transversale où il y a peu de monde. Vous donnez le bras à M., vous marchez avec peine. On s'assied sur un banc, vous avez vite froid, vous voulez rentrer.

On prend un thé à Sévres-Babylone, la conversation est gaie, vous ignorez ce qui vous entoure. Je suis émerveillé de vous voir ici. Rien n'indique le séjour de Neuilly, rien ne se voit. La chambre bleue s'éloigne, personne ne peut savoir.

Vous dites : On n'a jamais filmé la naissance d'un enfant comme ça, comme dans ce film d'hier soir à la télévision. Quand l'enfant monte vers le sein de la mère, et que tout seul il trouve le chemin où aller chercher le lait, on pleure devant soi-même.

Je vois votre regard se perdre dans l'image, au bord des larmes.

Dans ce salon de thé vous êtes souriante, si belle. Je vous

regarde parler, j'entends cette voix retrouvée qui n'est qu'à vous seule, reconnaissable entre toutes.

Le soleil éclaire encore l'espace du ciel bleu.

Nous sommes là, hors de Neuilly, dans le monde, ignorés. Nous existons comme au premier sourire.

J'écris. Je reprends le stylo noir cerclé d'argent donné par vous l'été dernier.

Par la porte entrouverte de la chambre j'entends votre pas.

J'écris. La mendiante chante au bord du delta, Lol. regarde l'amour se transporter sur la piste de danse, les amants aller et venir dans l'enlacement inachevé de la danse.

J'écris. Je ne supporte pas les pleurs du Vice-Consul, je ne supporte pas le détachement entre les mots, l'espace blanc entre vous et moi.

Je vous regarde dans l'effort toujours plus grand de voir.

Je recommence à écrire, toujours dans l'effroi. Elle est si jeune, mortelle, comme moi, comme vous. L'éternité du sac blanc est dans l'épaisseur du sable de S. Thala.

Vous inventez l'océan, la couleur de la mer, l'image noire-atlantique, ce périmètre du mot.

Mon écriture devient moins heurtée, plus régulière, lentement le stylo se fait à ma main. Tout devient facile brutalement, je suis comme reposé de tout. J'écris ce qui vient.

Il pleut légèrement sur Paris et le ciel se recouvre de gris clair.

Vous dites : Nous sommes en Suisse, dans ce pays plat

troué de lacs blancs où rien jamais n'arrive, que la blancheur de la neige.

J'entends le craquement du parquet dans votre chambre. Je sais que vous êtes là, séparée de moi par les deux portes ouvertes.

Vous dites : Je veux aller dormir à la clinique, la chambre est encore pleine de bêtes rondes, ce n'est pas possible de rester ici.

Vous dites : Regardez cette tête d'homme derrière la fenêtre, tous les soirs, à la même heure, elle est là.

Dix heures et demie. Vous vous endormez.

Vous dormez, je perçois le rythme régulier de votre sommeil, cet oubli offert à l'immortalité. Je ne sais rien de vous. Neuilly se referme. Je ne vois rien, que vous endormie sur le lit blanc. Tout vous appartient, et les mots et moi. Entre vous et moi, la séparation définitive : je vous aime.

Je vous laisse endormie.

Dans la nuit vous venez dans ma chambre, vous traînez derrière vous une couverture, je garde les yeux fermés, vous vous allongez près de moi, par terre, sur la couverture étalée. Vous ne dites rien.

J'attends un mot, et vous ne dites rien. Vous repartez avec la couverture. J'entends le bruit de votre pas qui s'éloigne et puis c'est le silence.

Je lis deux pages de *La maladie de la mort* encore

manuscrite : l'immensité est laissée aux seuls mots, l'énigme est encore irrésolue.

Dimanche 14 novembre.

Vous dites : Je t'aime, je crois que je ne vais pas mourir.

Vous beurrez une tartine, vous ajoutez de la confiture d'orange et vous me la donnez, vous dites : C'est pour vous.

Votre visage est lisse, reposé. Vous dormez maintenant sans somnifères.

Vous dites : Il y a encore un homme poudré dans le salon, je me demande quand ça va finir.

On parle de la mise en scène de *La maladie de la mort,* vous dites : Le bruit de la mer entrerait par une fenêtre ouverte. La mer, on ne la verrait jamais. Il n'y aurait pas de musique, rien, sauf elle étendue dans une flaque de blancheur, des draps blancs. La comédienne devrait être belle et personnelle.

Nous faisons le courrier, vous donnez quelques autorisations pour le théâtre, vous dites : Avant tout, il faut se débarrasser des factures.

Vous changez de place, parce que l'homme fardé vous regarde à travers les rayons de la bibliothèque, vous dites : Il faut clouer la porte.

Je dis : Non, je ne le ferai jamais.

Vous dites : Mon fils le fera, comme ça la chambre sera complètement inaccessible.

Vous signez plusieurs chèques. Vous dites : Toutes ces lettres me découragent, on ne peut rien répondre.

Votre fils vient. Sur votre demande, il cloue la porte de la bibliothèque.

Nous allons en voiture du côté des berges de la Seine, sous le pont Alexandre-III, vous dites : Les fleuves m'enchantent toujours, on dirait le Saint-Laurent, le Mékong. C'est tout ça à la fois.

Il fait un ciel gris sombre. Je dis : C'est Vancouver.

Sourire d'amour dans la voiture.

Nous allons jusqu'à la maison de Balzac. Vous ne sortez pas de la voiture, je descends dans le jardin, j'achète une carte postale. Il pleut. La pluie devient très forte et dans le ciel noir le bleu réapparaît. Le boulevard Saint-Germain est dégagé, ouvert jusqu'à la rue Saint-Benoît.

Vous parlez d'un livre. Vous dites : L'histoire que le livre raconte est en noir et blanc, ce n'est pas une histoire en couleurs. L'héroïne est absente du livre, on en parle, mais on ne voit presque jamais cette femme itinérante. Dans ce livre je sens le froid, l'immensité de la plaine européenne, la glace, la mort soviétique.

Vous parlez, vous écrivez. Les mots ne sont pas consignés, ils restent quelques instants présents et puis ils disparaissent.

Vous dites : Dans ma chambre, la petite fille continue à porter la bibliothèque rose sur son dos. L'homme en gris a changé l'ordre de la chambre de mon fils quand il était enfant, je ne reconnais plus rien.

Vous mangez un kaki, vous dites : Quel parfum merveilleux, la saveur de la chair est unique, à peine parfumée.

Vous dites : D. ne croit pas aux personnages que j'invente. Le refus du délire est très ancien.

Le soir vient. J'entends votre voix, cette violence.

Vous dites : La seule chose à faire c'est écrire.

Lundi 15 novembre.

Vous êtes parfaitement reposée. Vous prenez encore un aldactone et un vitanévril le matin, les deux seuls médicaments encore prescrits par J. F.

L'équilibre est redevenu normal, vous marchez sans vous tenir aux meubles, vous ne tremblez plus. Reste cependant comme une fragilité, une fébrilité de tout le corps perceptible surtout quand le soir vient.

Je suis dans ma chambre, j'écoute Schubert, je vous entends, vous traversez votre chambre.

Je revois Neuilly, ces hôtesses de l'air, ces infirmières de Neuilly rassurantes de la même façon. Tant que l'avion n'est pas tombé, tout va bien, on offre du champagne. Tant que vous n'êtes pas mort, vous êtes simplement malade. Dans les deux cas le même luxe, le même cérémonial, l'égale comédie de la vie.

Le piano cesse. On dit que c'est l'andantino du premier Cahier composé quelques mois avant la mort de Schubert.

Six heures. Vous vous allongez, vous dites que H. peut venir dîner, que vous avez envie de le voir.

Vous vous endormez à table.

Vous dites : J'ai peur des visiteurs, laissez la porte de

votre chambre ouverte, moi je ferme la mienne à clef, c'est la nuit qu'ils viennent. Dans votre chambre il y avait cinq hommes l'autre nuit.

Mardi 16.

Vous vous levez à neuf heures, vous mettez des bottines noires.

J'ouvre la fenêtre de ma chambre : le clocher de Saint-Germain, le ciel clair presque uniformément bleu .

Je sors chercher un colis en attente depuis l'été, rue Etienne-Marcel. C'est un envoi de Montréal, des photographies du tournage d'*India Song*. Je vois votre maigreur, j'avais oublié, la maigreur de votre visage si pâle, vous avez une cigarette à la main. Assise près de vous, Anne-Marie Stretter écoute ce que vous lui dites, les indications pour entrer au Prince of Wales. Entre les photos en noir et blanc, des plans de mer, peut-être s'agit-il du Saint-Laurent.

Pendant mon absence on est venu vous faire une prise de sang. Le réparateur de la machine à laver est là. Vous dites : Pour rien au monde je ne changerai de machine. Il vous annonce qu'elle est irréparable, vous dites que cela vous est égal, que vous la gardez.

Vous dites : Vous avez entendu, cette nuit, ce vacarme dans la cour ? Vous avez vu, ils portaient des têtes au bout de longues piques, celle de la petite fille aussi, ils chantaient, des chants religieux. Il y avait foule, tout le monde s'arrêtait devant moi, devant les fenêtres ouvertes. Je savais que c'était pour moi qu'ils étaient là, qu'ils

avaient peur que je meure. Je me sauvais de fenêtre à fenêtre et tout à coup j'ai été prise dans les projecteurs.
Vous dites : C'est peut-être un rêve.

Cinq heures, visite de J. D. Il parle de l'Afrique, de sa volonté de créer une pharmacopée africaine. Vous dites : Pourquoi faire ? De toute façon le monde est trop peuplé, autrefois il y avait les grandes famines, la peste, les hordes sauvages, les grands régulateurs démographiques. Aujourd'hui, il faut trouver des solutions à la vie, la plaie c'est la vie, partout.

Nous sommes tous les trois assis à la même place, celle du 21 octobre. Rien ne paraît changé, sauf la lumière, elle est celle de l'hiver qui commence.

Sept heures, nous sommes seuls, vous dites : Aujourd'hui je n'ai pas eu une seule minute à moi.

Mercredi 17.

Maison Victor-Hugo : exposition des Lieux de Proust. Dans le périmètre fermé de la place des Vosges, seule pénètre la rumeur assourdie de la ville. Le narrateur aurait aimé être exposé dans cette maison abritée, presque clandestine, que rien ne signale.

Un groupe d'enfants entre dans la salle rectangulaire : magiquement tout disparaît. L'homme assis à l'ombre de la terrasse blanche lève les yeux, distrait par le déplacement de l'air.

Je regarde encore une fois la photographie de la plage, les hauts volets fermés des Roches Noires. C'est un jour de septembre, plat, le sable est rose et marbré de blanc. Je reconnais le hall, la baie vitrée, les embruns sur la vitre. Dehors il pleut.

Vous rangez des lettres, vous faites trois piles, l'une pour jeter, l'autre pour la corbeille à gauche du bureau et la troisième, la plus petite, pour le tiroir de la commode anglaise.

Je vais chercher les épreuves de *La maladie de la mort*. Je tente de raconter à Irène Lindon ce qui s'est passé à Neuilly. Elle cherche à apercevoir quelque chose. Je ne sais pas comment dire, comment cette histoire commence et quand c'est arrivé. Neuilly reste inconnaissable, la chambre bleue est dans un silence continu.

Sept heures, vous êtes fatiguée, vous dites : Je me demande si les visions vont cesser. Je suis à bout. J'essaie de m'approcher d'elles, de les toucher, de ne plus avoir peur.

Je suis moi aussi très fatigué, nous avons perdu l'habitude de voir tant de gens, de marcher autant. Les médecins ont dit : Voyez du monde, éviter de rester seuls ensemble. Nous sommes dans la même convalescence, le même bonheur d'être là, un égal désir.

Avec le soir la peur revient, le passage vers le noir est long. Et le manque est là, tenace, pour nous deux. Nous ne parlons jamais de cette privation, nous l'acceptons, semble-t-il.

Vous dites : La maison se peuple d'espions, la ligne

téléphonique est sous surveillance, elle a été volée par les voisins, quand on téléphone on entend les deux tonalités, il y a deux sonneries. Il y a des micros sous les tables, dans les armoires.

L'homme fardé est encore derrière les rayons de la bibliothèque. Vous fermez la porte de votre chambre à clef, vous dites : Aujourd'hui j'ai tout le temps pensé à la nourriture, c'est bon signe.

Je vous laisse enfermée, je vais dans ma chambre, j'écoute Mozart.

C'est le matin, vous m'appelez, vous criez mon nom, vous dites que l'homme fardé est dans l'entrée, en pleine lumière, que vous ne pouvez pas sortir, que vous êtes prisonnière dans la chambre.

Je vous laisse crier longtemps, et puis je viens dans l'entrée. La porte est fermée à clef, je vous supplie d'ouvrir. Vous ne répondez pas, vous ouvrez, vous êtes en pleurs. Vous dites : Pourquoi n'êtes-vous pas venu ? Je dis : Il n'y a personne. Vous dites : Ce n'est pas possible, j'ai vu cet homme, il est resté là longtemps, à deux mètres de moi, en pardessus noir, les lèvres blanches, les cheveux frisés, les yeux bleus. Vous montrez l'endroit. Vous me demandez de visiter tout l'appartement. Je le fais. Vous dites : Il est parti par où ?

Je vous embrasse, nous allons dormir.

Jeudi 18 novembre.

Vous êtes à votre table. Vous commencez la correction des épreuves de *La maladie de la mort.*

Tout est donc possible. Tout à coup cette folie de le

croire. Je crois tout. J'ouvre la fenêtre, je regarde la cour, les murs gris de l'hôtel Saint-Germains-des-Près, les rideaux pareils, les histoires qui recommencent, l'interminable ressassement des jours ordinaires.

Encore le même mouvement de Mozart.

Je vous rejoins dans la chambre, vous dites : Avant Neuilly, c'était devenu impossible.

Visite de D. avec sa fille, puis votre fils. Vous faites face, vous êtes assise à la table de la salle à manger, vous parlez de tout, de rien. Vous demandez à chacun ce qu'il devient. Je vous regarde, je regarde votre royauté immuable.

Je reconnais cette élégance insigne qui est celle de ne jamais paraître autrement que ce que vous êtes.

Vous fermez votre chambre, encore dans l'épouvante de l'homme fardé.

Vendredi 19 novembre.

Vous continuez la correction des épreuves. Je m'assieds face à vous. Je relis les pages faites, et toujours un nouvel émerveillement devant la simplicité du tout de la pensée. Je relis encore une fois la page 9 et dans l'espace blanc qui cerne le papier je découvre l'infini du mot aimer à l'endroit d'un effleurement entre deux phrases.

Vous ne quittez pas la page, vous ne voyez qu'elle, cette page sur le point d'être définitive. Votre main rature quelques ponctuations. Je vous regarde, je vois une main écrire, c'est l'aube du premier jour.

Vous quittez la table, vous vous allongez près de moi dans la séparation du lit blanc.

Le temps n'avance plus, c'est la fin du jour et pourtant ce n'est pas encore fini, l'installation dans le noir se fait difficilement, comme à regret. Toujours cette envie de vin à ce moment-là du soir.

La nuit est là. Tout devient plus simple. J'allume les lampes, la chambre pâlit.

Nous sommes dans une brasserie de la gare de Lyon. Vous êtes affolée, vous regardez devant vous le mur jaune, vous cherchez où poser le regard. Vous ne supportez ni le vide autour de vous, ni l'espace trop éclairé, ni les gens. Vous ne mangez pas. Vous dites : Rentrons, j'ai peur.

Dans la voiture, vous dites : J'ai relu mon texte, je ne sais pas s'il faut le publier, je crois que c'est encore trop écrit.

Le long de la Seine. Vous dites : Quand j'ai dormi pour la première fois sans médicaments, au réveil, je me suis demandée qui avait dormi et pourquoi c'était faire, dormir. J'ai regretté les insomnies, la souffrance. La seule connaissance qui me restait, c'était celle de ma suppression, mais je ne la ressentais pas. C'est ça le fond de l'horreur.

Vous dites : L'idée de sortir me fait étouffer.

Vous vous mettez au lit, vous dites : Le bonheur n'existe pas, ce n'est pas la peine, il n'y en pas de souvenir possible.

Il y a aujourd'hui un mois nous quittions Neuilly. Les

cellules privées d'alcool passent elles aussi par un certain vide, comme désorientées. Elles fonctionnent quand même, elles réapprennent à vivre par elles-mêmes. L'organisme s'adapte à ce nouveau régime, il accepte ce nouvel état. Tous les matins vous mangez un bol de corn-flakes.

Vous ne parlez jamais de la chambre bleue. Vous vous tenez à l'obligation de ne plus boire aucun alcool. La prescription est faite pour vous, elle vous convient, ce tout ou rien vous convient.

Vous dites : Il faut jeter tous ces vieux livres qui ne servent à rien.

Dans la chambre, aucun bruit.

Vous êtes calme, silencieuse même, comme dans un vide hésitant. Vous ne reconnaissez plus le cours des jours. Vous vous demandez comment vivre encore, quoi inventer, comment passer les journées, comment éviter la corvée de l'ennui.

J'écoute un lied de Schubert, et j'apprends ceci : Schubert a refusé la confession avant de mourir.

Sous la lumière de l'objet atlantique, vous bougez, vous avancez.

Sans le pouvoir, sans le vouloir, vous êtes allée jusqu'au bout du possible. Vous êtes dépourvue d'attention pour votre personne, emportée loin de vous par vous-même, vous allez là où vous ne connaissez pas, là où l'interdit règne, là où tout commence.

Où vous êtes perdue, vous restez. Vous restez et vous revenez vers le rectangle de la page.

Toujours ce tremblement à peine visible de la vie, la blessure irréparable, le dommage fait à votre corps transi, cette splendeur revenue du plus loin, ce ratage merveilleux, vous.

Vous avancez dans la clarté du jour, vous allez, vous allez encore. Jamais vous ne vous retournez. Vous vous laissez aller à la solitude. Vous vous abandonnez, vous oubliez. Et alors ça arrive sur vous, vous n'y pouvez rien, cela jusqu'à l'épuisement de la page. Et puis vous passez à une autre page, à un autre amour.

Vous écrivez et le monde meurt. Seul le mouvement de la main se produit, fragile et impérieux. A l'autre bout du hall, elle vient vêtue de blanc, elle avance, elle vient vers vous, vers moi, attendue depuis longtemps, elle est là, Anna-Maria Guardi, l'espoir de la musique.

La main se repose, et puis elle reprend : Agatha voyage à travers l'Europe, loin de lui, hors de sa portée.

Jusqu'à la folie, jusqu'à l'embrasement de la phrase, jusqu'au chien mort de S. Thala enfoui près du sac blanc, jusqu'au point qui clôt la page.

A chaque instant de votre vie la passion entière. Où le regard se pose vous voyez le tout du monde. Vous regardez la direction du nord : et sur la page la couleur de l'océan est écrite, noire, le bleu est noir.

Jamais vous ne quittez l'infini du rectangle, cette répétition insensée du mot raturé et puis de nouveau repris, encore et encore écrit. Le Vice-Consul pleure, une couleur verte monte du côté du delta.

Vous prenez et vous laissez, vous allez et le monde se déplace : Je vous aime plus que tout au monde.

A chaque mot écrit, le premier amour, toujours. Vous devenez ce mot.

Vous dites : Ecrire c'est savoir résister à l'écriture.

Dans le bas de la feuille, les deux lettres sont apposées : M. D.

Samedi 20.

Vous dites : Il n'y a que vous qui me liez au monde.

La visite chez J. F. vous inquiète comme une indécence à être malade, vous voudriez qu'il s'agisse d'une visite ordinaire, vous voulez décommander le rendez-vous. J'insiste, vous accepter d'aller chez J. F. boulevard Saint-Michel.

Vous dites : Cette nuit j'ai dormi trois heures. Vous le croyez, vous êtes capable d'inventer des insomnies véritables.

Tension : 16. Aucune anomalie respiratoire. J. F. dit que ça va bien, qu'il reste une enzyme hépatique encore torp élevée. Reste aussi la taille excessive de certains globules blancs.

Vous dites: J'ai de l'emphysème, ça je ne l'invente pas.

J. F. dit qu'à l'auscultation on ne décèle aucune trace d'emphysème, que les fonctions du foie reprennent, que tout devrait se régulariser dans les mois prochains.

J. F. dit : Les extra-systoles devraient cesser, je vous donne un calmant pour la nuit.

Vous dites : Alors, il n'y a rien à faire, pas de régime ?

J. F. vous conseille de marcher chaque jour un peu, le temps que vous voulez, sans vous forcer, même quelques minutes.

J. F. dit : Vous pouvez manger ce que vous voulez, ce

qui vous fait plaisir, sauf, bien entendu, les plats qui contiennent de l'alcool.

Je vois sur votre visage une légère déception, vous dites : Je peux manger de tout, c'est extraordinaire. Et la tension ?

J. F. dit qu'il s'agit plutôt d'une émotivité très grande, que l'hypertension c'est autre chose.

J. F. demande si vous voyez encore des images.

Vous dites que c'est fini depuis quelques jours, vous hésitez, vous ajoutez : C'est curieux, c'est comme si je m'ennuyais d'elles, de ne plus les voir.

J. F. dit que c'est vous qui les produisiez, que vous transportez avec vous des millions d'images que vous êtes seule à avoir vues, que celles-ci en font partie, qu'un jour peut-être vous retrouverez leur origine, que cela arrive.

Vous dites que vous ne le croyez pas, que toutes ces images sont perdues à jamais.

Nous quittons J. F., je vous emmène dans les jardins de l'Observatoire. Vous dites : J'adore ces arbres, cette saison, la transparence de cette saison où tout se voit.

Il fait un temps clair, du soleil par intermittence et le ciel est gris. Vous dites : L'hiver est la saison que je préfère ce graphisme incomparable des arbres, des forêts.

Nous prenons le thé sous le pont Bir-Hakeim, vous dites : Pour le cinéma, ici, c'est fini.

Je vous regarde, je regarde votre visage étonné d'être là, regarder les voitures, les gens, le métro bleu.

Vous descendez au sous-sol, vous remontez sans essoufflement, vous dites : Il est temps de rentrer, j'ai des choses urgentes à faire.

Je lis à voix haute *La maladie de la mort.* Les yeux fermés vous écoutez, vous dites : Quand vous lisez, j'entends un autre texte, une autre voix, j'aime infiniment votre voix, la façon que vous avez de dire les phrases, cette hésitation, ce détachement entre les mots. C'est un très beau texte.

Vous indiquez quelques ponctuations, je relis encore une fois la fin du texte, vous écoutez, vous dites : On entend tout, tous les mots se voient.

Vous dites : C'est pour vous, je sais que vous adorez les Dubliner's potatoes.

Vous épluchez les pommes de terre, vous dites : Vous allez voir, c'est exquis. Une feuille de laurier et deux clous de girofle suffisent, ça parfume tout le plat.

Le soleil éclaire ma chambre dans son entier, le miroir s'illumine, il devient rouge. J'entends le craquement du parquet dans votre chambre, je sais que vous êtes levée.

Je revois le hall des Roches Noires, vous dites : La seule chose à faire, c'est écrire.

J'entends le bruit de la mer proche, c'est vers la fin de l'été.

Vous dites : Ecrivez.

Je pleure. J'entends votre voix dire le mot écrire.

En passant devant la bibliothèque Mazarine, vous dites : J'aimais rentrer seule, la dernière, dans les rues, la nuit.

Je roule doucement, vous dites : Ecrire, on croit que c'est facile, c'est le contraire, vous le savez, c'est l'enfer.

Temps clair, gris, Neuilly partout autour de nous.

Vous dites : En général on ignore ces choses-là, écrire reste une activité mystérieuse, c'est très bien comme ça.

Dans ma chambre. Nous écoutons la quatorzième variation de Beethoven, vous dites : Je vois le Camion passer sur les routes de l'Ile-de-France, traverser les Yvelines, quel bonheur ce tournage.

On prend un thé place des Vosges. Vous marchez, vous traversez le jardin, il y a du soleil.

Vous dites : Dites-moi, Neuilly ? Je suis restée trois semaines là-bas, je n'arrive pas à savoir, qu'est-ce qui s'est passé ?

Vous montrez une petite fenêtre au sixième étage de l'hôtel Saint-Germain-des-Prés, vous dites : Je croyais que c'était là le bureau central de toute l'organisation. Quelquefois le téléphone sonnait en pleine nuit, c'était un bruit énorme, très effrayant, je croyais qu'il venait de là.

Vous dites : Avant Neuilly, je ne sais plus comment c'était possible. C'était devenu un enfer.

Vous continuez les corrections de *La maladie de la mort*. Vous dites : Ce n'est peut-être pas la peine de publier ça. Je ne sais pas très bien ce que j'ai écrit.

Dans la marge, vous ajoutez le mot puissance.

Vous dites : Je ne suis pas encore sûre qu'il faille publier ce texte.

Vous quittez la table.

Je propose d'aller à Chartres, vous dites : Pourquoi pas ?

Nous allons du côté de Bercy visiter les entrepôts.

On prend le thé du côté de la gare d'Austerlitz. Vous dites : C'est l'âcreté du thé que j'aime surtout, plus que son parfum.

Vous dites : Un jour j'essaierai de vous parler de ce que j'ai vu à Neuilly, quelquefois je crois que je me souviens de certaines choses.

Je dis : De cette femme en bleu qui vous regardait ?

Vous ne répondez pas tout de suite, vous cherchez. Et puis vous dites : Oui, elle, oui. Son image est très très claire. Elle est blonde, son visage est comme mangé par la rouille, ravagé par le vent de la mer, ses yeux sont abîmés, elle voit mal. Je ne sais pas qui c'est, je sais seulement qu'elle est fidèle à ce capitaine, qu'elle est sans pensée, sauf cet amour pour lui.

Dans la chambre aux rideaux bleus, j'écris près de vous endormie dans le lit. J'écris pour être seulement là, en présence de votre sommeil.

Je vois votre corps, j'écoute le mouvement régulier de la respiration, nous sommes tous les deux dans cet amour du premier jour, dans ce sourire soudain et définitif.

J'écris pour vous garder près de moi, pour faire la séparation moins grande, pour vous soustraire à la mortalité. Tandis que vous dormez, je fais ce que vous faites en ne faisant rien : j'écris.

Ensemble, nous sommes au bord de la mer, je vous

regarde toujours avec une égale passion. Vos yeux se ferment, vous imaginez que je suis là.

Le temps est incertain, sans passé, sans avenir, sans présent, il est une suite de points, une mécanique inexorable. Dans ce temps adorable et cruel nous sommes des princes millénaires, nous veillons inlassablement.

26 novembre. Vous relisez *La maladie de la mort*. Vous dites : Le livre est fini. Vous dites : Il faut se séparer de lui, il faut aller le donner, les livres vous laissent ainsi parfois, abandonnés, on ne sait pas ce qui est arrivé.

Je remets les épreuves corrigées à Jérôme Lindon. Le livre sera mis en vente le 5 janvier 1983.

Vous dites : Je sais que c'est un livre, je crois aussi que c'est autre chose qu'un livre, que c'est autrement qu'un livre, je sais qu'un livre ce n'est plus seulement un livre désormais, que désormais dans un livre il faut qu'il y ait plus qu'à lire et que l'on doit se résigner à ne pas savoir quoi.

Je n'entends rien, vous devez être dans votre chambre, à votre table, vous devez ne rien regarder à travers le rideau blanc, comme vous faites d'habitude.

CET OUVRAGE A ÉTÉ ACHEVÉ D'IMPRIMER
LE HUIT JUILLET MIL NEUF CENT QUATRE-
VINGT-TROIS SUR LES PRESSES DE L'IMPRI-
MERIE CORBIÈRE ET JUGAIN A ALENÇON
ET INSCRIT DANS LES REGISTRES DE
L'ÉDITEUR SOUS LE NUMÉRO 1818

Dépôt légal : juillet 1983